贫血那些事儿
来自专业医生的实践

付 蓉　郝山凤 / 主编

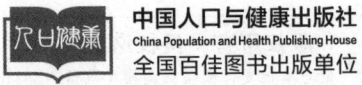

中国人口与健康出版社
China Population and Health Publishing House
全国百佳图书出版单位

图书在版编目（CIP）数据

贫血那些事儿：来自专业医生的实践/付蓉，郝山凤主编 . —— 北京：中国人口与健康出版社，2025.4.
ISBN 978-7-5238-0113-0
Ⅰ. R556-49
中国国家版本馆 CIP 数据核字第 2024CC3507 号

贫血那些事儿：来自专业医生的实践
PINXUE NA XIE SHIR：LAIZI ZHUANYE YISHENG DE SHIJIAN

付蓉　郝山凤　主编

责 任 编 辑	刘继娟　孙　浩
责 任 设 计	侯　铮
责 任 印 制	任伟英
出 版 发 行	中国人口与健康出版社
印　　　刷	北京旺都印务有限公司
开　　　本	880 毫米 ×1230 毫米 1/32
印　　　张	6
字　　　数	117 千字
版　　　次	2025 年 4 月第 1 版
印　　　次	2025 年 4 月第 1 次印刷
书　　　号	ISBN 978-7-5238-0113-0
定　　　价	49.80 元

微　信 ID	中国人口与健康出版社
图 书 订 购	中国人口与健康出版社天猫旗舰店
新 浪 微 博	@ 中国人口与健康出版社
电 子 信 箱	rkcbs@126.com
总编室电话	（010）83519392
办公室电话	（010）83519400
传　　　真	（010）83519400
地　　　址	北京市海淀区交大东路甲 36 号
邮　　　编	100044

发行部电话	（010）83557247
网销部电话	（010）83530809

版权所有·侵权必究

如有印装问题，请与本社发行部联系调换（电话:15811070262）

编委会

主　编：付　蓉　郝山凤

副主编：李丽娟　王化泉　宋　嘉
　　　　刘春燕　刘　洁

编　委：阮二宝　王国锦　瞿　文
　　　　刘　鸿　吴玉红　关　晶
　　　　邢莉民　刘　惠　张　田
　　　　任建兰　王蓉蓉　杨　琳
　　　　司马欣　刘召云　由　莉
　　　　宋　囡　王　钊　田笑莹
　　　　张　喆　周秋帆

前言
PREFACE

　　在编写这本科普书籍时，笔者参考了很多专家出版过的贫血科普书籍和其他方面的优秀科普书籍，目的是使这本书能够真正帮助到患者，甚至帮助到医生。为什么说帮助到医生呢？这是因为让大家对贫血相关疾病的基础知识有所了解，会节省医生看诊时的沟通成本。比如说对于贫血的患者，如果我们怀疑他是缺铁性贫血，病因很重要，病因的问诊也很重要，我们需要围绕铁进得少、丢得多、吸收不了去问各种原因；如果这本书能让患者就诊前就已经知道要向医生主动讲述这些，不再对缺铁性贫血和长期痔疮出血建立不起联系，不再让自己体检查出贫血都不就诊，不再出现失眠、多梦、面色差而不知可能和贫血有关，不再因为门诊医生与贫血患者为了"怎么就不能开点补血药"而费尽口舌，不再让医生因为贫血让患者做骨髓穿刺而被当作"黑心医生"。如果能达到一点点这样的效果，笔者就感到很欣慰了。

为了达到这样的目的，我们从整体的框架构建上模拟医生在门诊接诊患者时从有没有贫血，到有了严不严重，为什么会得，下一步怎么办来进行，基本上满足了患者想知道的那些问题。血液有些疾病发病率不高，不像高血压、糖尿病被大众所熟知，但这些病不应成为科普的盲区。发病率不高的疾病也应该被科普，让患者了解这是什么病，建立其治病的信心，指导其科学、规律地治疗、随访。

框架构建好之后，对于填充的内容，我们做了取舍。尽管像教科书那样从疾病定义、机制、表现、诊断、治疗、预后写起，我们更加容易、轻松，但是这些对读者并不友好。比如血液科的检查相对复杂、昂贵，我们没有像其他书籍那样去给读者讲一些检查的原理，怎么操作，而是通过疾病诊断需要讲清楚各种检查的必要性，使患者能够主动去接受这些检查。又如，我们将一些新的疗法、药物也写了进来，因为我们认为科普也应和学术一样与时俱进。另外，我们尽量避免去系统地讲一个病如何治疗，因为尽管专业上有规范，但是由于百人百面，同样一个疾病针对不同的患者可能治疗选择是不一样的，所以关于治疗我们经常从某一个治疗讲起。我们希望大家知道一些医学专业词汇，我们甚至鼓励大家通过正规的科普渠道了解正确的疾病知识。我们在编写过程中常常换位思考：如果我是没有医学知识背景的普通人，医生怎么讲我才能明白？因此我们尽量避免出现一些过于专业或者晦涩的术语。

既然这是一本关于贫血的书，首先我们介绍了关于贫血的基本知识，是为了让大家了解贫血及时就诊的必要性。之后围绕引起贫血的各种疾病进行介绍，尤其对发病率最高的缺铁性贫血进行了详细的讲解。紧接着我们介绍了输血相关知识，传递合理用血理念。希望通过这些内容的介绍对大众了解贫血有一定的帮助。

编　者

目录

第一章 贫血 / 001

1. 如何知道自己有没有贫血？ / 002
2. 如何快速看懂血常规？ / 002
3. 什么是贫血？ / 004
4. 为什么说贫血比您想象中更常见？ / 004
5. 贫血会有哪些症状呢？ / 005
6. 为什么贫血患者就诊的第一个科室往往不是血液科？ / 006
7. 发现贫血不去看医生有什么危害？ / 007
8. 为什么大众对血液病的认识似乎只有白血病？ / 008
9. 发现贫血该怎么办呢？ / 008
10. 气色不好该去哪个科？ / 009
11. 出现哪些症状时需要看血液科呢？ / 010
12. 为何老年贫血不易被发觉？ / 011
13. 为何老年贫血要早诊早治？ / 012
14. 老年贫血的原因一定是血液病吗？ / 012
15. 老年贫血能预防吗？ / 013
16. 我的造血组织出问题了？ / 014

17. 医生常说的"全血少""三系少""两系少""一系少"是什么意思呢? / 016

18. 什么是骨髓衰竭? / 016

19. 为什么我贫血,医生让我化验全家的血常规呢? / 017

第二章　骨髓穿刺　　　　　　　　　　　　　　　　　　/ 019

1. 为什么要做骨髓穿刺?骨髓穿刺有风险吗? / 020
2. 抽骨髓会变傻吗? / 021
3. 骨髓穿刺前后我需要注意什么? / 022
4. 为什么别人贫血吃点药就可以了,而我却被告知要骨髓穿刺? / 022
5. 为什么做完骨髓穿刺还要做骨髓活检? / 023
6. 骨髓干抽是什么意思? / 024
7. 骨髓穿刺送检项目有哪些? / 024

第三章　缺铁性贫血　　　　　　　　　　　　　　　　　/ 027

1. 人体内有多少铁呢? / 028
2. 你了解铁的摄入、吸收与排泄吗? / 028
3. 怀孕期以及哺乳期女性为什么要多吃富含铁的食物? / 029
4. 我虽然不吃肉,但蔬菜里也有铁啊,怎么也会缺铁呢? / 030

5. 咖啡、浓茶能影响铁的吸收吗? / 030

6. 铁剂配维 C 能增加铁吸收吗? / 030

7. 喝酒会影响铁的吸收吗? / 031

8. 人体的铁循环是怎样进行的? / 031

9. 关于对铁蛋白的一些误解知多少? / 032

10. 婴幼儿如何从膳食上预防缺铁? / 032

11. 孕妇和乳母如何从膳食上预防缺铁? / 034

12. 老年人如何从膳食上预防缺铁? / 035

13. 缺铁性贫血会有哪些症状? / 036

14. 医生依据什么诊断缺铁性贫血? / 036

15. 铁蛋白水平在参考值正常范围就不是缺铁性贫血吗? / 037

16. 为什么说缺铁性贫血最重要的不是补,而是找原因,去病因? / 038

17. 缺铁的原因有哪三类? / 038

18. 贫血患者就诊时应主动向医生说明哪些问题? / 039

19. 医生会高度重视哪些缺铁性贫血患者? / 040

20. 消化道疾病与缺铁性贫血的恩恩怨怨有哪些? / 041

21. 做大便常规及隐血检查的注意事项有哪些? / 041

22. 口服补铁注意事项有哪些? / 042

23. 你了解常用静脉铁剂吗? / 043

24. 静脉补铁指征及禁忌证有哪些? / 043

25. 可以一次性把静脉铁都给我补足吗? / 044

26. 输铁剂还会过敏? / 044

27. 仅靠食补可以纠正缺铁性贫血吗? / 045

28. 铁锅炒菜可以补铁吗? / 046

29. 补血和补气血是一回事吗? / 046

30. 多糖铁复合物应该是饭前还是饭后服用? / 047

31. 口服铁剂和哪些药物有相互作用? / 048

32. 别着急,血得慢慢涨,你记住了吗? / 048

33. 如何治疗儿童缺铁性贫血? / 049

34. 青少年贫血不容小觑,你了解吗? / 050

35. 如何治疗妊娠期女性缺铁性贫血? / 051

36. 女性同胞们,如何做到关爱自己,远离贫血? / 052

37. 什么是慢性病贫血? / 053

第四章 巨幼细胞贫血 / 055

1. 什么是巨幼细胞贫血? / 056

2. 哪些食物富含叶酸? / 056

3. 哪些食物富含维生素 B_{12}? / 057

4. 恶性贫血有多恶? / 057

5. 得了巨幼细胞贫血不想用药,能食补吗? / 058

6. 甲钴胺和维生素 B_{12} 有什么区别? / 058

| 第五章 | 获得性再生障碍性贫血 | / 059 |

1. 什么是再生障碍性贫血？　　　　　　　　　　/ 060
2. 诊断再生障碍性贫血为什么要做那么多检查？

　　　　　　　　　　　　　　　　　　　　　　/ 061
3. 为何同为再生障碍性贫血，有的病情来势汹汹，

   有的相对缓和呢？　　　　　　　　　　　　　/ 062
4. 同为再生障碍性贫血患者，为何治疗方法不同？

　　　　　　　　　　　　　　　　　　　　　　/ 063
5. 再生障碍性贫血患者如何自我管理？　　　　　/ 064
6. 再生障碍性贫血的预后如何？　　　　　　　　/ 065
7. 再生障碍性贫血患者饮食该怎么吃呢？　　　　/ 065
8. 再生障碍性贫血患者用药注意事项有哪些？　　/ 066
9. 再生障碍性贫血患者可能会发生哪些并发症？该

   怎么办？　　　　　　　　　　　　　　　　　/ 067
10. 再生障碍性贫血患者日常生活管理应注意什么？

　　　　　　　　　　　　　　　　　　　　　　/ 067
11. 什么是造血干细胞移植？　　　　　　　　　　/ 068
12. 造血干细胞移植的分类有哪些？　　　　　　　/ 068
13. 采集造血干细胞的方法有哪些？　　　　　　　/ 068
14. 造血干细胞移植可以治疗哪些疾病？　　　　　/ 069
15. 干细胞移植前患者需要进行哪些准备？　　　　/ 069
16. 造血干细胞移植患者饮食有哪些要求？　　　　/ 070
17. 异基因造血干细胞移植后患者有哪些注意事项？

　　　　　　　　　　　　　　　　　　　　　　/ 070

18. 异基因造血干细胞移植后患者如何进行病情观察？
/ 071

第六章 免疫相关性血细胞减少症 / 073

1. 什么是免疫相关性血细胞减少症？ / 074
2. 如何诊断免疫相关性全血细胞减少症？ / 075

第七章 骨髓增生异常综合征 / 077

1. 什么是"骨髓增生异常综合征"？ / 078
2. 骨髓增生异常综合征有什么表现，如何诊断？
/ 078
3. 同是骨髓增生异常综合征的患者，治疗方法怎么不一样呢？ / 080
4. 骨髓增生异常综合征的治疗方法包括哪些？ / 080
5. 什么是去甲基化药物？ / 081
6. 什么样的骨髓增生异常综合征患者适合接受去甲基化治疗？ / 082
7. 罗特西普在哪些骨髓增生异常综合征患者中效果好？
/ 083
8. 得了骨髓增生异常综合征还能活多久？ / 083
9. 骨髓增生异常综合征能治好吗？ / 084
10. 医生说确诊为"意义未明的特发性血细胞减少

症","意义未明的克隆性血细胞减少症",这两种"意义未明"的病算是确诊吗? / 085

第八章 纯红细胞再生障碍性贫血 / 087

1. 什么是纯红细胞再生障碍性贫血? / 088
2. 纯红细胞再生障碍性贫血与胸腺瘤有什么关系? / 088
3. 什么是大颗粒淋巴细胞白血病? / 089
4. 铁粒幼细胞贫血是什么? / 090

第九章 自身免疫性溶血性贫血 / 091

1. 什么是自身免疫性溶血性贫血? / 092
2. 自身免疫性溶血性贫血是因为免疫力低下吗? / 092
3. 什么是自身抗体? / 092
4. 冷抗体、温抗体是不是指抗体温度不一样? / 093
5. 库姆试验是什么试验? / 093
6. 自身免疫性溶血性贫血患者的窘境:贫血却合不上血,怎么办? / 094
7. 自身免疫性溶血性贫血容易复发吗? / 095
8. 自身免疫性溶血性贫血需要治疗多久,什么时候才能停药? / 095

第十章　血液系统罕见病　/ 097

1. 什么是罕见病？　/ 098
2. 哪些血液病属于罕见病？　/ 099

第十一章　阵发性睡眠性血红蛋白尿症　/ 101

1. 阵发性睡眠性血红蛋白尿症是恶性病吗？会遗传吗？　/ 102
2. PIG-A、GPI、GPI-AP、CD55、CD59、MAC 这些都代表什么？　/ 102
3. 血红蛋白尿是不是血尿？　/ 104
4. 阵发性睡眠性血红蛋白尿症会在睡觉的时候一阵阵发作吗？　/ 105
5. 阵发性睡眠性血红蛋白尿症作为一种血液系统疾病，为何会引起诸多器官不适？　/ 106
6. 为什么说阵发性睡眠性血红蛋白尿症患者不止贫血那么简单？　/ 107
7. 什么叫阵发性睡眠性血红蛋白尿症克隆？如何检测？　/ 108
8. 什么是 Flaer？　/ 109
9. 我国阵发性睡眠性血红蛋白尿症患者生存情况究竟如何？　/ 110
10. 为什么说补体 C5 抑制剂不能治愈阵发性睡眠性血红蛋白尿症，但可以改善其生存状况？　/ 111

11. 阵发性睡眠性血红蛋白尿症患者未来会有更多的
治疗选择吗？ / 112

第十二章　遗传性血液病　　　　　　　　 / 115

1. 有些贫血会遗传？ / 116
2. 遗传病常见种类及遗传方式有哪些？ / 116
3. 地中海贫血和地中海有什么关系？ / 119
4. β-地中海贫血分为哪些类型？ / 119
5. α-地中海贫血分为哪些类型？ / 120
6. 为什么说地中海贫血可不只贫血那么简单？ / 121
7. 产前检查对地中海贫血筛查很重要吗？ / 121
8. 如何在妊娠前或妊娠期筛查地中海贫血？ / 122
9. 地中海贫血治疗有哪些新方法？ / 123
10. 地中海贫血会影响寿命吗？ / 124
11. 遗传性球形红细胞增多症患者为什么会贫血？ / 124
12. 遗传性球形红细胞增多症患者有哪些表现？ / 125
13. 遗传性球形红细胞增多症有哪些遗传方式？ / 126
14. 遗传性球形红细胞增多症需要切脾吗？ / 127
15. 什么是"蚕豆病"？ / 128
16. "蚕豆病"为何多见于男孩？ / 129
17. G-6-PD 缺乏症患者溶血症状为何有轻有重？
 / 130

18. 如何预防"蚕豆病"发作？　　　　　　　　／130
19. 怎么知道新生儿黄疸是不是"蚕豆病"引起的？
　　　　　　　　　　　　　　　　　　　　／131
20. "蚕豆病"患者的意外收获有哪些？　　　　／131
21. "蚕豆病"父母生下"蚕豆病"宝宝的概率有多大？
　　　　　　　　　　　　　　　　　　　　／132
22. 什么是先天性骨髓衰竭性疾病？　　　　　／133
23. 什么是范科尼贫血？　　　　　　　　　　／133
24. 先天性纯红细胞再生障碍性贫血是否基本在1岁内发病？　　　　　　　　　　　　　　　　／135
25. 先天性纯红细胞再生障碍性贫血如何治疗？／136

第十三章　肾性贫血　　　　　　　　　　／137

1. 什么是肾性贫血？　　　　　　　　　　　／138
2. 肾性贫血的发病率高吗？　　　　　　　　／138
3. 为什么肾脏疾病容易出现贫血？　　　　　／139
4. 肾性贫血在哪个科室治疗？怎么治疗？　　／140
5. 医生经常说的EPO到底是什么？　　　　　／140
6. 贫血患者都能用重组人促红细胞生成素吗？／141
7. 打了一周"升红针"，没啥效果是怎么回事？／142
8. 罗沙司他也能治疗肾性贫血吗？　　　　　／142

第十四章　多发性骨髓瘤　　／145

1. "螃蟹病"有哪些症状？　　／146
2. 如何判断是不是多发性骨髓瘤？能治好吗？　／147
3. 多发性骨髓瘤易被误诊和漏诊？　　／148
4. 为什么会顽固地腰痛、莫名其妙地骨折，要及时去血液科就诊？　　／148
5. 查体报告提示球蛋白升高怎么办？　　／149
6. 什么是 M 蛋白？　　／150
7. 球蛋白与 M 蛋白有什么关系？　　／150
8. 出现 M 蛋白意味着什么？　　／151
9. M 蛋白那么重要，哪个检查能查出有没有 M 蛋白？　　／151
10. 多发性骨髓瘤球蛋白一定升高吗？　　／152
11. 意义未明单克隆免疫球蛋白血症是不是意味着诊断还不清楚？　　／152
12. 没有任何不舒服，查体发现球蛋白升高而诊断多发性骨髓瘤，是不是可以先不治疗？　　／153
13. 多发性骨髓瘤能治好吗？　　／153
14. 治疗多发性骨髓瘤，为什么说综合医院优势多？　　／153
15. 什么是 CAR-T 免疫治疗？　　／154
16. CAR-T 免疫治疗的原理是什么？　　／155
17. CAR-T 免疫治疗流程是什么？　　／156

第十五章　输血　　　　　　　　　　　　／157

1. 你了解成分输血吗？　　　　　　　　　／158
2. 你了解红细胞成分输血吗？　　　　　　／158
3. 你了解血小板成分输血吗？　　　　　　／159
4. 为什么有的患者血小板输注无效？　　　／160
5. 你了解输血的风险吗？　　　　　　　　／160

参考文献　　　　　　　　　　　　　　　／163

第一章

贫 血

如何知道自己有没有贫血？

我们经常会听到"没什么不舒服，就是单位体检说我贫血，让我到医院检查一下"这句话。这说明一部分患者由于贫血进展慢，身体已经逐渐适应，自己的感受也不明显，但是这并不代表对身体的脏器没有影响。除此之外，还有的患者出现"每天没精神""睡眠不好""心慌""心前区不舒服"等症状，所以有不少患者是在心内科、内分泌科就诊后发现的贫血。贫血会影响到身体各个系统及器官，相应会出现各个系统不适的症状。另外，导致贫血的疾病也会有相应的症状。想知道有没有贫血，化验一下血常规是最便捷、经济、快速且准确地判断有无贫血的方式。化验血常规不需要空腹，通过抽取静脉血或者指尖血的方式进行检测。半小时至一小时便可拿到结果。

如何快速看懂血常规？

血常规检查是临床最基本的血液检验项目，一共20多个项目，哪些项目比较重要呢？

项目1、2、4是三系血细胞数值（见下图）。三系指白细胞、红细胞以及血小板。超出或者低于正常范围都需要就医，但是并不代表一定会有血液系统原发疾病。比如，最常见的白细胞升高或者减低，可见于细菌感染或者病毒感染。

检验项目	英文	结果	参考范围	单位	检验项目	英文	结果	参考范围	单位
1 ★白细胞计数	WBC	5.93	3.50~9.50	*10^9/L	17 平均红细胞血红蛋白含量	MCH	30.8	27.0~34.0	pg
2 ★红细胞计数	RBC	4.64	3.80~5.10	*10^12/L	18 平均红细胞血红蛋白浓度	MCHC	346	316~354	g/L
3 ★血红蛋白	HGB	143	115~150	g/L	19 红细胞体积分布宽度-CV	RBC-CV	12.3	11.0~15.0	%
4 ★血小板计数	PLT	183	125~350	*10^9/L	20 红细胞体积分布宽度-SD	RBC-SD	40.2	39.0~46.0	fl
5 中性粒细胞百分比	NEU%	55.5	40.0~75.0	%	21 血小板比积	PCT	0.160	0.108~0.282	%
6 淋巴细胞百分比	LYMPH%	37.6	20.0~50.0	%	22 血小板体积分布宽度	PDW	8.4	↓9.0~17.0	fl
7 单核细胞百分比	MON%	4.7	3.0~10.0	%	23 平均血小板体积	MPV	8.7	7.8~12.5	fl
8 嗜酸性粒细胞百分比	EOS%	1.9	0.4~8.0	%	24 大血小板比率	P-LCR	15.40	13.00~43.00	%
9 嗜碱性粒细胞百分比	BAS%	0.3	0.0~1.0	%	25 有核红细胞绝对值	NRBC#	0.00	0.00~0.00	10^9
10 中性粒细胞绝对值	NEU#	3.29	1.80~6.30	*10^9/L	26 有核红细胞百分比	NRBC%	0.0	0.0~0.0	/100
11 淋巴细胞绝对值	LYM#	2.23	1.10~3.20	*10^9/L					
12 单核细胞绝对值	MON#	0.28	0.1~0.6	*10^9/L					
13 嗜酸性粒细胞绝对值	EOS#	0.11	0.02~0.52	*10^9/L					
14 嗜碱性粒细胞绝对值	BAS#	0.02	0.00~0.06	*10^9/L					
15 ★红细胞比容	HCT	41.3	35.0~45.0	%					
16 平均红细胞体积	MCV	89.0	82.0~100.0	fl					

白细胞包括中性粒细胞、淋巴细胞、单核细胞、嗜酸性粒细胞、嗜碱性粒细胞。项目5～9表示这五种细胞在白细胞中的占比，项目10～14表示这五种细胞的绝对值。任何一类细胞比例或者绝对值过高，表明白细胞分类有异常，但是不一定表明存在血液疾病。比如细菌感染或者应激状态下中性粒细胞比例升高。

项目15～20是与红细胞相关的指标。如果有贫血，这些指标也随之有异常。医生会根据MCV、MCHC将贫血大致分为大细胞、小细胞、正细胞贫血进行进一步检查。

所以，并不是只要血常规任何一项出现异常就一定需要干预，血常规异常不等于存在血液疾病；但是如果血常规存在异常，还是建议积极就医，让医生判断血常规的异常是否需要进一步检查。

3 什么是贫血？

临床上对于贫血的定义是指人体外周血红细胞容量减少，低于正常范围下限的一种常见临床症状。但是由于红细胞容量测定比较复杂，临床上常以血红蛋白浓度来代替。我国贫血标准规定在海平面地区，成年男性血红蛋白小于120克/升，成年女性血红蛋白小于110克/升，孕妇血红蛋白小于100克/升，就为贫血。世界卫生组织对贫血的标准为：年龄≥15岁，长期生活在海平面低于1 000米的地区，男性血红蛋白＜130克/升，女性血红蛋白＜120克/升，孕妇血红蛋白＜110克/升为贫血。所以，看血常规的时候要注意血红蛋白这一项——血红蛋白降低到规定的水平以下提示存在贫血。

4 为什么说贫血比您想象中更常见？

据统计，2013年全球19.3亿人患有贫血（占人口总数的27%），而缺铁性贫血约占贫血总数的62.6%；2002年，中国居民营养与健康状况调查显示居民贫血患病率有所下降：城市男性由1992年的13.4%下降到10.6%；城市女性由23.3%下降到17.0%；农村男性由15.4%下降至12.9%；农村女性由20.8%下降至18.8%。但是铁、维生素A等微量营养素缺乏是我国城乡居民普遍存在的问题。2002年我国居民贫血患病率平均为15.2%；2岁以内婴幼儿、60岁以上老人、育龄妇女贫血患病率分别为24.2%、21.5%和20.6%。我国政府2016年颁布了《"健康中国2030"规划纲要》，提出了我国居民的健康目标。到2030年，进一步降低重点人群贫血率，5岁以下儿童贫血率和孕妇贫血率控制在10%以下。由于缺铁性贫血占贫血比例较高，控制缺铁性贫血是达成贫血控制目标的关键。2岁以内婴幼儿、60岁以上老人、育龄妇女为贫血高发人群，尤其要予以重视。

5 贫血会有哪些症状呢？

（1）软弱无力：疲乏、困倦，是由肌肉缺氧所致。为贫血最常见和最早出现的症状。

（2）皮肤、黏膜苍白：由于皮肤、黏膜、结膜的颜色，受皮肤毛细血管的分布和舒缩状态等因素的影响较大，一般认为眼睑结合膜、手掌大小鱼际及甲床的颜色比较可靠。

（3）心血管系统症状：心悸为突出症状之一。有心动过速、严重贫血或有冠心病基础病的患者，可引起心绞痛、心脏扩大、心力衰竭。

（4）呼吸系统症状：可出现气急或呼吸困难。

（5）中枢神经系统症状：头晕、头痛、耳鸣、眼花、注意力不集中、嗜睡等均为常见症状。晕厥甚至神志模糊可出现于贫血严重或发生急骤者，特别是老年患者。

（6）消化系统症状：食欲减退、腹部胀气、恶心、便秘等为最多见的症状。

（7）生殖系统症状：妇女患者中常有月经失调，如闭经或月经过多。在男女两性中性欲减退均多见。

（8）泌尿系统症状：贫血严重者可有轻度蛋白尿及尿浓缩功能减低。

（9）低热：贫血严重时由于体表循环不良而致皮肤散热能力减退，可有低热。

可见，因为贫血可以导致许多系统出现不适的症状，所以当出现某个系统症状时，很容易与该系统的疾病相混淆；但是一个小小的血常规便能看出是不是存在贫血。

为什么贫血患者就诊的第一个科室往往不是血液科？

最常见的贫血症状，如乏力、心慌、心悸、头晕也常常让大家首先想到"我是不是得冠心病了？""我是不是甲状腺功能亢进了？""我是不是脑动脉供血不足了？"总之，很少有人会想到自己是不是贫血了。之前我们提到我国居民贫血患病率平均为15.2%，而我国18岁及以上居民高血压患病率为18.8%，可见贫血的患病率和高血压的患病率是差不多的。但是，高血压相关的知识在人群的普及度很高，大家都知道高血压是怎么一回事，一说贫血便觉得离自己很远，所以首先需要大家树立观念，贫血也很常见。这样大家不舒服的时候才会有意识去社区医院化验下血常规，就像头晕的时候能想到去量血压一样。

发现贫血不去看医生有什么危害？

很多人在单位或学校体检连续几年都提示贫血，但就是不去医院就诊，认为贫血无关紧要，有的觉得贫血就是吃饭不规律，缺营养造成的，好好吃饭就可以了，结果体重上去了，血红蛋白下来了；有的觉得我一直月经量多，贫血就是月经多造成的，再等几年绝经了，就没事了，结果月经久久未绝，贫血年年加重；有的认为我没有心慌、乏力、体力下降这些贫血症状，每天还走好几公里呢，没必要去医院抽血检查，但就是感觉老得快，头发干枯没光泽，气色也不好；还有的家长说孩子课程太紧张，每天回家都太累了，没空去医院检查，结果马上就要高考了，孩子脸色却越来越差了。

其实，相比那些不知道自己有贫血的患者，这些明知有贫血却不及时就诊的患者更让医生着急。从连续几年的贫血同时没有合并其他血常规异常，以及贫血2/3都是缺铁性贫血这两方面考虑，上述患者大概率是缺铁性贫血。一个通过口服或者输铁剂就可以解决的事情，拖那么多年，从轻度贫血拖到中度贫血，从中度贫血拖到重度贫血，对身体各个脏器都会有影响。此外虽然贫血患者中有一半为缺铁性贫血，但是还有许多其他疾病可以导致贫血，因此仍然建议贫血的患者及早就诊，明确病因，及时治疗。

8 为什么大众对血液病的认识似乎只有白血病？

有两部很著名的电视剧《血疑》和《蓝色生死恋》，让大众记住了"急性白血病"这一恶性血液病。此外常有媒体报道素不相识的人捐赠骨髓救治了年轻的急性白血病患者的感人事迹，导致有些人认为"血液病就是白血病"，血常规出现几个箭头就紧张得不得了。如果再听医生说下一步要做骨髓穿刺，就感觉"完了，肯定是了"。对血液病认识的局限性甚至是畏惧，也导致一些患者不愿意来血液科就诊。

其实血常规异常不等于有血液病。血液病有很多种，最常见的如缺铁性贫血、巨幼细胞贫血。这些疾病大多数在门诊就可以诊断治疗。尽管血液病也有一大部分是恶性疾病如急性白血病、多发性骨髓瘤、淋巴瘤、慢性粒细胞白血病、慢性淋巴细胞白血病，但是随着医学的进步，新药的涌现，有一些恶性病已经能够通过居家服用靶向药物等方式实现与高血压、糖尿病一样的慢病管理模式。所以，对待血液病不要紧张畏惧，不再讳疾忌医。

9 发现贫血该怎么办呢？

发现贫血后应该及时去血液科就诊，查明贫血的原因。贫血就像发热一样不是一种确诊的疾病，只是一个临床表现或者说临床症状。引起贫血的原因很多，其中缺铁性贫血占据一半以上，其次是慢性病贫血。一部分贫血的原因可以通过门诊问诊、查体及抽血化验明确病因进而进行门诊治疗。但是也有一部分患者需要进一步采用骨髓穿刺等检查方可明确诊断。也有一小部分患者贫血的病因不是血液系统原发问题，随着其他疾病好转，贫血也会慢慢好转。所以，发现贫血后及时就诊，明确病因最重要，不要讳疾忌医，也不要随意自行服用所谓的"补气血药"，以免小病拖成大病，轻病拖成重病。

10 气色不好该去哪个科？

中医讲究"望、闻、问、切"。面色便是望诊项目之一。中国人受传统医学影响至深，连熟人见面打招呼也爱说"您最近气色真好"或者"您最近气色怎么不太好"之类的话。中医博大精深，气色中所隐藏的奥妙非外人可领悟。那"气色"在西医里指什么呢？西医没有气色一说，但是体格检查中有"面容"一词，需要描述皮肤巩膜的颜色，这些和"气色"应该是异曲同工。血常规中红细胞的多少影响脸色是否红润，红细胞过少会使脸色苍白，过多又会让皮肤发红，如醉酒貌一般。胆红素过高会让皮肤、巩膜发黄。血液系统疾病中很多疾病都会有贫血、胆红素升高，因此血液科医生会比其他科医生更注重您的"气色"。

所以，如果气色不好，去附近医院化验一下血常规、肝功能；如果血红蛋白降低或明显升高，去血液科就诊；如果直接胆红素升高，去消化科就诊；如果间接胆红素升高，去血液科就诊；如果一切正常，并且无其他不适，就不要再在意所谓的"气色"了，保持心情舒畅最重要！

出现哪些症状时需要看血液科呢？

血液内科是一个临床专科，和心内科、呼吸科、消化科一样是为患者看病的，不是负责抽血、化验血的科室；也不是负责献血、输血的科室。

那么，出现哪些症状时需要看血液科呢？

（1）体检或因其他疾病就诊时发现血常规异常，其中最常见的是血红蛋白减低，也就是贫血，是血液内科门诊接诊率最高的疾病。血常规的异常还包括白细胞升高或者降低、白细胞的分类出现异常、红细胞过多、血小板增多或者减少。反复发热、抗感染治疗无效或者效果不佳，要记得去化验一下血常规。

（2）面色差、乏力、稍微活动后便没有力气，可能是贫血，需要到血液科就诊。

（3）脸色不仅发白，而且还发黄，眼球也发黄、尿色加深，可能有溶血，需要到血液科就诊。

（4）全身皮肤出现了大量的出血点，或者打针、外伤之后出血不止，可能是出现凝血方面的问题。但是牙龈经常出血、月经过多或者总淋漓不尽、尿血这些局部的出血还是建议先到专科就诊，排除专科疾病后再考虑是否存在血液疾病，因为毕竟血液疾病发病率相对较低。

（5）颈部、腋下、大腿根部、腘窝等部位如果有包块，并且一点都不痛，自己还能摸得到，要来血液科就诊。

（6）总觉得肚子胀、吃不下饭，医院做了B超说脾脏大，甚至是巨脾，需要到血液科就诊。

（7）体检化验肝功能，提示球蛋白升高，需要到血液科以及风湿免疫科就诊。

（8）老年人出现腰痛、拍片子说多个椎体压缩性骨折，甚至有的还无缘无故出现肋骨骨折、肌酐升高、贫血，高度怀疑多发性骨髓瘤，要及时到血液科就诊。

12 为何老年贫血不易被发觉？

老年贫血多缺乏典型症状——头昏、乏力、耳鸣、记忆力减退等往往会被误认为是上了年纪的自然结果。老年人面部多有不同程度的老年斑、皮肤色素沉着、眼睑结合膜充血等衰老变化。这些会遮掩面部皮肤和眼睑结合膜苍白等贫血体征。即便有明显症状，也容易被误判为其他疾病：出现头昏、耳鸣、心悸、活动时气促、呼吸困难等症状，易误判为心肺疾病；出现恶心、呕吐、腹胀、腹泻等症状，易误判为消化道疾病；出现淡漠、无欲、幻觉、反应迟钝等症状，易误判为人上了年纪,所以性情大变。因此,贫血"真凶"容易在暗中长期"为非作歹",降低患者晚年的生活质量。所以老年人出现不适症状,如头昏、面色差、乏力、精神萎靡、反应迟缓等,应及时去医院就诊,坚持定期做包括血常规检查在内的健康体检,让贫血早日现形。

13 为何老年贫血要早诊早治?

目前全国社区卫生服务中心(站)已开展多年为60岁以上老人免费查体活动。血常规作为必查项目已经帮助不少老年人尽早发现了贫血。但是,许多老年人自己或家人大多将健康的关注点放在"心梗""脑梗"等心脑血管病上,认为贫血无大碍,不会危及生命,所以要提升老年贫血症高发及危害的警觉性。大量医学研究显示,贫血虽不像心脑血管病那样凶险,但可不同程度地减低血氧含量,影响包括大脑、心脏等在内的全身器官供氧能力,埋下多种疾病的祸根。贫血还可削弱老年人对急性疾病的应激能力,增加跌倒、失能和死亡等的风险。如果是长期、慢性的溶血性贫血,还会引起胆道结石、脾脏肿大等。可见老年贫血危害大,要早诊早治。

14 老年贫血的原因一定是血液病吗?

不是。贫血是一种症状,许多疾病都可以有贫血的表现。这些疾病有良性的，也有恶性的，有血液病，也有其他科的病，所以发现贫血要首先查明原因，不建议在未明确病因的情况下乱吃补血药。以老年贫血最常见的缺铁性贫血为例，有些患者是由于铁摄入不足或者有痔疮慢性失血引起的，这些都属于良性病。但是有一些是由胃肠道肿瘤导致胃肠道慢性少量出血引起的，这种情况如果在发现贫血的时候不积极就诊完善检查就很容易被漏诊，导致肿瘤进入晚期失去最佳的治疗时机。另外有些贫血是由其他疾病引起的，如慢性肾脏疾病患者会发生肾性贫血。还有一部分老年贫血背后的原因确实存在血液系统疾病，有些为良性疾病，如再生障碍性贫血、特发性自身免疫性溶血性贫血；而有些为恶性疾病，如多发性骨髓瘤、老年白血病等。

15 老年贫血能预防吗？

一部分贫血是由造血原料缺乏引起的。造血原料包括铁、叶酸、维生素 B_{12}。后两种造血原料摄入不足可以引起营养性巨幼细胞性贫血，也是老年贫血常见原因。这主要与老年患者缺齿、义齿，咀嚼功能差，饮食结构不合理，消化能力下降而致叶酸、维生素 B_{12} 摄入不足或吸收障碍有关。相关研究数据显示，文化程度较低、无配偶、缺齿较多、缺乏锻炼的老年人出现贫血的风险较高。其原因可能是文化程度较低的老年人对于科学营养膳食的认知度相对较低，无配偶的老年人日常食物的丰富度相对不足，缺齿较多的老年人咀嚼能力和食欲较差导致营养素缺乏，而缺乏锻炼可能导致造血、消化系统等功能退化较快，这些均可能会加速老年人贫血的发生和发展。对重点人群进行贫血的健康知识宣教，指导其合理膳食，可以预防由造血原料摄入不足引起的老年贫血。

16 我的造血组织出问题了？

血液科医生出诊时经常会遇到以下场景：患者拿着一张有箭头的血常规去就诊，有时医生会说"你的血常规基本正常，没什么大事，过一段时间复查一下就可以了"，但有时医生会说"得做骨髓穿刺看看造血有没有问题"。绝大多数患者都会发蒙，心中瞬间无数疑问，非得做骨髓穿刺不可吗？造血组织在哪？骨髓穿刺疼不疼，危不危险？我得白血病了？这个医生是不是在吓唬我？有的患者会一股脑儿把这些问题和盘托出，一定要问个水落石出；也有的患者尽管满心的疑问，但是出于种种原因，或许是对血液病的畏惧、对骨髓穿刺的害怕，或许是对医生的不信任，患者没有再与医生交流离开了诊室。

那到底是不是造血组织出问题了呢？

首先我们来了解一下人体在哪里造血。人体的造血器官包括骨髓、淋巴组织和脾脏。骨髓是人体最大的造血器官。它是一种海绵状、胶状或脂肪性组织，封闭于坚硬的骨髓腔内。骨髓腔就是骨头内的空腔。骨髓分为红骨髓和黄骨髓两种。婴幼儿时期骨髓腔中充满红色骨髓，内含大量发育中的红细胞，造血十分活跃。约 5 岁以后，长骨骨干的骨髓腔内出现黄色骨髓。该转变过程是黄骨髓从远端呈向心性扩展，逐渐替代红骨髓。至成年人，仅肱骨的上 1/3 和股骨的上 1/3、颅底骨、胸骨、肋骨、肩胛骨、脊柱及髂骨仍为红骨髓。考虑到安全性、可及性及准确性，成人骨髓穿刺的首选部位为髂骨，其次为胸骨。

造血发生在造血器官中。造血是个复杂的过程，简单理解就是造血干细胞逐步分化形成各类具有生理功能的血细胞（包括红细胞、白细胞和血小板）的过程。造血干细胞是各类血细胞的共同"祖先"。但此"祖先"很厉害，它可以自我更新、自我维持，能够数量恒定，长生不老，并分化为各系细胞。从造血干细胞到成熟的血细胞，中间是要经历不同阶段的，比如红细胞的发育由造血干细胞－髓系造血干细胞－红系造血祖细胞－原红细胞－早幼红细胞－中幼红细胞－晚幼红细胞－网织红细胞－成熟红细胞。它们的数量是逐渐增多的，而且是处于动态平衡的，因此各个阶段的占比基本是固定的。同理，粒系、巨核系也经历了类似的过程。各系的比例出现不正常，或者形态发生了改变，甚至出现了不该出现的细胞就提示造血发生了异常。一般来说，外周血只能看到分化最后阶段的成熟血细胞，要判断造血有无异常必须通过骨髓穿刺及相关检查。

17 医生常说的"全血少""三系少""两系少""一系少"是什么意思呢?

所谓的"系"指粒系、红系、巨核系。这三系都由造血干细胞分化而来,在骨髓中有相应的形态特异的前体细胞。每系的前体细胞的总和比例是有标准范围的。如果低于这个范围,该系就是减少的。

外周血中有各系的成熟血细胞:粒系发育为成熟的中性粒细胞、单核细胞、嗜酸性粒细胞、嗜碱性粒细胞,血常规上都包括在"白细胞"这一项;红系发育为成熟红细胞,血常规显示为"红细胞"这一项;巨核系的终点是血小板,血常规显示为"血小板"这一项。医生常说的"全血少"就是指白细胞、红细胞、血红蛋白、血小板都减少。

18 什么是骨髓衰竭?

"骨髓衰竭"简单理解就是骨髓造血功能不好了。再生障碍性贫血、骨髓增生异常综合征、阵发性睡眠性血红蛋白尿症、免疫性血细胞减少症都属于骨髓衰竭性疾病。另外,某些急性白血病、淋巴瘤患者的骨髓也可表现为骨髓衰竭。因此,骨髓衰竭只是对骨髓造血功能不好的描述,不是一种明确的血液疾病。需要向大家说明的是,骨髓衰竭患者的血常规基本上都存在一系或者多系血细胞减少。但是外周血有一系或者多系血细胞减少的患者骨髓不一定都是衰竭的。所以，要想了解骨髓造血好不好，还是得靠骨髓穿刺、骨髓活检及相关检查。

19 为什么我贫血，医生让我化验全家的血常规呢？

贫血三大原因：红细胞产不出、破坏多、丢失多。其中由红细胞破坏过多所致的贫血也称溶血性贫血。溶血性贫血是一组种类繁多的异质性疾病，是一类疾病的总称，而非一种疾病。根据引起溶血的原因不同，可分为红细胞内在缺陷和红细胞外在因素导致的两大类溶血性贫血。红细胞内在缺陷包括红细胞膜异常、红细胞酶缺陷、珠蛋白和血红素合成异常导致血红蛋白异常。这三类异常有很大一部分是属于遗传性的，比如遗传性球形红细胞增多症、葡萄糖-6-磷酸脱氢酶（G-6-PD）缺乏、丙酮酸激酶（PK）缺乏、地中海贫血、先天性卟啉病等。所以，临床上医生结合查体及其他检查，如果怀疑遗传性溶血性贫血，就需要进行直系亲属的相关检查。

第二章

骨髓穿刺

1 为什么要做骨髓穿刺？骨髓穿刺有风险吗？

血液疾病很复杂，但是它的复杂性又容易通过血液和骨髓检查解决。这里提到"容易"或许很多人不太认可，因为骨髓穿刺毕竟是一项有创操作。如果您这样想就会觉得骨髓穿刺还是最容易最安全的：骨髓穿刺、骨髓活检相当于骨髓组织这个器官的病理检查。如果想获得其他器官的病理组织可不一定这么简单了，比如，肺脏、肝脏这些内脏器官上有肿块需要进行病理检查，有可能需要一台择期手术才能解决。而骨髓穿刺只需要一间消毒的操作室，一支利多卡因，一套骨髓穿刺针，不到半小时就可完成，不需要全身麻醉，不需要进手术室，做完就能下地正常活动。这样一比较，大家对于骨髓穿刺的排斥感是不是就少很多了？

骨髓是人体的造血组织，如果怀疑造血组织出现问题就需进行骨髓穿刺。髂后上棘是进行骨髓穿刺和活检的最常用部位。骨髓穿刺或活检后严重不良后果极少见，发生率低于万分之五。在将近 55 000 例骨髓活检当中，仅报道有 1 例直接死亡，3 例一段时间内失去活动能力但非永久致残。不良后果主要是出血，最常见于血小板功能障碍者，其次是血小板减少或凝血因子缺陷者，感染和对麻醉剂反应等其他并发症更为少见。骨髓穿刺之前会进行皮肤及骨膜的局部麻醉，骨髓穿刺的不适主要源于打麻药时的疼痛及抽取骨髓时的"抽吸痛"。许多人分不清"骨髓穿刺"与"腰椎穿刺",后者的穿刺部位是腰椎间隙,目的是抽取脑脊液进行相关化验,以及测定脑脊液压力或者进行椎管注射药物治疗。所以许多患者经常问骨髓穿刺会不会把我脑子弄坏,其实是误把骨髓穿刺当成了腰椎穿刺。但即使腰椎穿刺也是一项很安全的操作。骨髓穿刺的部位与老百姓关注的脊髓、神经所在的部位还相距甚远,所以骨髓穿刺是内科所有有创操作中安全性最高的一项操作。您完全不必担心它会对身体造成损害。

2 抽骨髓会变傻吗?

不会。抽骨髓会不会变傻是不少患者在进行骨髓穿刺前担心的问题,其实抽骨髓不会变傻!大家的担心源于对"骨髓"和"脊髓"的混淆。分不清楚的原因很可能源于一道北方美食。"羊蝎子"想必大家不陌生。"羊蝎子"食材源于羊的脊椎骨,羊脊骨中间孔中的物质便是羊的脊髓。"骨髓"和"脊髓"虽然都叫髓,但是完全不同的两样东西。骨髓是人体最大的造血器官,是一种海绵状、胶状或脂肪性组织,封闭于坚硬的骨髓腔内,骨髓腔为骨头内的空腔,所以骨髓位于骨头内。脊髓属于神经系统器官,位于椎管内。椎管是由全部椎骨的锥孔连接成的一条管。脊髓损伤确实可以导致肢体活动障碍、大小便失禁等严重后果。所以,骨髓穿刺抽的是骨髓,不是脊髓,不会变傻!

3. 骨髓穿刺前后我需要注意什么？

骨髓穿刺前需要放松心情，无须焦虑、紧张。骨髓穿刺无须空腹，如果之前有麻醉药物过敏史需要告知您的主管医生。骨髓穿刺时暴露腰臀部，按照医生的要求摆好体位，一般需要侧卧位，将远离床面的那条腿弯曲，一条胳膊枕于头下，另一条胳膊放于胸前——这个姿势可以很好地暴露穿刺部位。穿刺过程中有不适可以告知手术医生，但是不能随便乱动。穿刺结束后最重要的就是用手掌按压穿刺部位15分钟；如果有血小板减少或者凝血功能异常，至少按压半小时。如果穿刺部位的纱布出现渗血、渗液要告知手术医生。穿刺部位纱布3天内别沾水，3天后就可以揭掉了。如果3天内纱布脱落又没在医院，可以用创可贴贴在穿刺处。骨髓穿刺后即可下地活动，不需要刻意卧床休息，饮食上也没有需要忌口的，但是麻醉药物时效过后穿刺部位会出现轻微疼痛，疼痛会慢慢消失。

4. 为什么别人贫血吃点药就可以了，而我却被告知要骨髓穿刺？

贫血背后的病因非常多。如果怀疑造血功能低下或者怀疑有血液系统恶性病便需要进行骨髓穿刺及相关检查。骨髓穿刺非常安全，其方法也很简单。过程一般只需要10分钟左右，对多数患者而言，造成的不适感主要是轻微疼痛。骨髓穿刺部位多平坦易穿，没有重要血管和神经，最常见的穿刺部位在髂后位置。进行局部麻醉后，用骨髓穿刺针抽取适量的骨髓液送检相关检查。骨髓抽出瞬间会有酸胀感，对身体不会造成损害。一般3天后去掉敷贴有一针尖大小瘢痕，1周左右自愈。术后24小时内观察穿刺点是否有红、肿、热、痛的现象，可用碘伏消毒，更换敷贴。对于体质弱、有出血倾向的患者，若针孔出现红、肿、热、痛时，可用2%碘酊或0.5%碘伏等涂抹局部，每天3～4次。若伴有全身发热，及时与医生联系，适当使用抗生素。

5 为什么做完骨髓穿刺还要做骨髓活检？

　　骨髓活检能够更加全面直观地反映造血组织的全貌，对于一些血液疾病的诊断非常重要，是骨髓穿刺不能替代的。例如，骨髓活检能够更好地评估骨髓增生情况，以明确患者是否为再生障碍性贫血。骨髓活检对骨髓浸润性疾病的诊断更具有优越性，如明确有无恶性实体肿瘤骨髓转移。另外，骨髓活检为检测不均匀分布的骨髓瘤和淋巴瘤提供了更加可靠的手段。尤其是多发性骨髓瘤的瘤细胞经常呈灶性分布，有的患者骨髓穿刺提示骨髓瘤细胞并未明显增多，但是骨髓活检能够发现成片的骨髓瘤细胞，为尽快诊断提供了依据。骨髓纤维化也需要靠骨髓活检才能被识别。

　　那么，既然在某些疾病骨髓活检优于骨髓穿刺，是不是可以不做骨髓穿刺只做骨髓活检呢？答案是否定的。因为骨髓穿刺还有一个任务就是获取骨髓标本送检相关检查，比如流式细胞术检查、基因检测、染色体检查等。所以每一种检查操作都有其相应的作用。从患者住院的那一刻，主管医生接诊后向您询问的第一句"您哪里不舒服"开始，医生对您的诊疗便开始了，在问诊、查体、查看既往化验单的同时，医生已经对病情形成了初步的印象。是否需要做骨髓穿刺、骨髓活检以及其他检查都是经过医生判断后才决定的。

6 骨髓干抽是什么意思？

正常情况下，当骨髓穿刺针到达骨髓腔后，拔出针，连接注射器，借助负压可以抽吸出骨髓液，进行涂片及其他检查。"干抽"指连接上注射器后反复抽吸均无骨髓液。骨髓干抽不等于骨髓穿刺失败，因为某些疾病确实会出现骨髓干抽的情况。比如，骨髓纤维化或骨髓腔内聚集了过多的白血病细胞，均可能出现干抽。此时就必须进行骨髓活检。

7 骨髓穿刺送检项目有哪些？

对怀疑有血液疾病的患者进行骨髓穿刺，抽取少量骨髓液涂片、染色、显微镜下观察确实是骨髓穿刺最基本的目的。骨髓形态学检查确实是血液病诊断最基本、最主要的检查方式。但是随着医学不断进步，精准医学的时代已经来临，对疾病的诊断更加细化，对疾病的分期、分层更加严格，因为这些直接关系到患者的治疗选择及预后。因此骨髓穿刺除了送检最基本的形态学涂片，还会抽取适量的骨髓液送检组织化学染色、流式细胞术、染色体核型分析、基因检测等。由于骨髓穿刺作为一种有创性操作不可能反复进行，所以医生会提前安排好送检项目，进行一次操作就都能完成，以减少患者痛苦。

第三章

缺铁性贫血

1 人体内有多少铁呢?

几乎所有生命体内都含有铁。铁在机体代谢过程中发挥着重要作用。既然铁这么重要,体内肯定含有不少铁吧?其实体内铁的含量远比我们想象的少。成年男性体内约含3克铁,成年女性体内约含2.5克铁。其中,2/3的铁以血红蛋白铁的形式存在;另外1/3的铁绝大部分以铁蛋白及含铁血黄素的形式储存于体内。人的红细胞的寿命是120天。红细胞死亡后,血红蛋白铁可被巨噬细胞吸收,并返还到血浆,再被运回骨髓,用于合成新的红细胞。所以,体内的铁是可以循环再利用的。

2 你了解铁的摄入、吸收与排泄吗?

铁每天也会有少量丢失。多数铁是随粪便中的肠道脱落细胞丢失的,正常量大约每天1毫克,不到全身铁量的千分之一。哺乳可导致每天约排泄1毫克铁,从而使每天铁的总丢失率加倍。正常月经失血可导致负铁平衡。所以,人体每天需要从食物中摄取一定量的铁才能保持体内的铁稳态。

一位成年男性和一位成年女性平均每天摄入铁分别为9~10毫克和12~14毫克。在生长期或失血时,铁需求增加。对女性而言,所吸收的铁必须足以补偿月经期间的丢失,或是妊娠期间及其后转移至胎儿或乳汁的铁。

为何每天只排出 1 毫克铁而要摄入十多毫克呢？因为摄入的铁并不能被完全吸收。我们饮食铁的 15% 来源于肉类中富含的血红素铁，如动物肝脏、血制品、各种瘦肉，看似比例不高，但其吸收效率远超过非血红素铁，并且能促进非血红素铁的吸收。非血红素铁来源于非肉类食物，比如香菇、木耳、海带、芝麻、菠菜、紫菜、樱桃等。草酸盐、植酸盐和磷酸盐与铁形成复合物，可延缓铁的吸收。然而，简单的还原性物质，如氢醌、抗坏血酸盐、乳酸盐、丙酮酸盐、琥珀酸盐、果糖、半胱氨酸和山梨醇等，可增加铁吸收。在一些可实行配方制品的国家，铁强化麦片是主要的铁来源。使用铁锅烹饪也可以提供重要的外源性铁。胃液分泌、食物通过的时间和黏液分泌都对铁吸收起作用。与通常人们所认为的相反，红酒可抑制铁吸收，这可能是因为多酚类的存在。在小鼠中，酒精可抑制铁调素对铁的反应，这可能导致在一些酗酒者中所见的铁过载现象。

③ 怀孕期以及哺乳期女性为什么要多吃富含铁的食物？

因为孕妈要一人吃，两人分，要将每天摄入的铁分给胎儿一些。哺乳会让妈妈体内丢失的铁每天增加一倍，所以孕妇、哺乳期妇女要多吃富含铁的食物。如果铁蛋白出现降低应口服补铁药物，不要让自己处于铁缺乏甚至缺铁性贫血的状态。

④ 我虽然不吃肉，但蔬菜里也有铁啊，怎么也会缺铁呢？

肉里含的铁比蔬菜里含的铁更容易被吸收，而且肉里含的铁还能促进蔬菜里铁的吸收。所以，还得适当吃点瘦肉。

⑤ 咖啡、浓茶能影响铁的吸收吗？

有的患者说：我吃肉不少，也没痔疮，月经也不多，怎么也会缺铁？这可能是铁吸收不好的问题。长期喝咖啡、浓茶是影响铁吸收的常见原因。还有的人可能特别爱吃某种食物，吃的时间长、次数频繁，而这种食物中可能正好含有草酸盐、植酸盐或磷酸盐等影响铁吸收的成分。所以，医生对缺铁患者的饮食建议永远是均衡饮食，各种食物都要吃一些。

⑥ 铁剂配维 C 能增加铁吸收吗？

因为酸性环境利于铁的吸收，所以对于补铁效果不好的患者会加点维生素 C。有些口服铁剂对肠胃有一定刺激，可能会出现肠胃不适、便秘等不良反应，服用期间多食用富含维生素 C 的水果、蔬菜，或服用维生素 C 片剂，可以促进铁的吸收，缓解对肠胃的刺激。当然并非所有补充铁的患者都必须同时补充维生素 C，这只是为了提高铁的吸收率，充分利用铁。

我们胃内长期有胃酸分泌，所以呈酸性，但是患有慢性萎缩性胃炎或者正在服用奥美拉唑这类抑酸药物的人会胃酸分泌减少，使得胃内酸性环境被破坏，导致铁吸收减少，而且慢性萎缩性胃炎患者本身就会因为胃酸减少而食欲不佳，铁摄入也是相对不足的。

7 喝酒会影响铁的吸收吗？

长期喝红酒会抑制铁的吸收，可能与红酒内的多酚有关。但是酒精能使体内铁含量升高，所以长期酗酒的人体内会铁过载。

8 人体的铁循环是怎样进行的？

铁循环也就是铁代谢，是一个比较复杂的过程。铁几乎在完全封闭的系统内循环，每个铁原子都在血浆、细胞外液和骨髓重复循环：首先在骨髓构成血红蛋白；然后随红细胞进入血液中循环4个月；再进入脾和其他巨噬细胞，衰老红细胞在此被吞噬、破坏；最后血红蛋白被解离，铁被释放到血浆，开始新的循环。每个循环中，一部分铁以铁蛋白和含铁血黄素的形式储存，一部分储存铁被释放入血浆，一部分随尿、汗、粪便或血液丢失，而等量的铁再从肠道吸收。除此之外，正常情况下约10%新生红细胞在骨髓被破坏并且释放出铁，而不再经过血液循环。

9 关于对铁蛋白的一些误解知多少？

铁蛋白在体内是储存铁的地方。它像是一个中空圆球的12面体，里面储存着4 500个铁原子。这些铁原子是三价铁，也就是氧化铁。一般来说，血清铁蛋白浓度与人体总铁储备水平大致相当，因此铁蛋白可以反映体内储存铁的水平。但是在炎症、感染、自身免疫性疾病甚至应激状态下，铁蛋白含量会升高，但升高的只是储存铁的外壳，里面的铁原子并没有相应地增加，所以在怀疑缺铁性贫血的患者合并复杂情况时，医生要结合患者的实际情况判断铁蛋白是不是真的不低。另外，不少体检中心将铁蛋白项目放在肿瘤标志物套餐里，导致大家认为铁蛋白低了没事，高了才可怕。其实，铁蛋白低了的意义才最特异，提示体内缺铁了；而升高的意义反而没有那么大。虽然放在肿瘤套餐里，但也可能与肿瘤根本不沾边。

10 婴幼儿如何从膳食上预防缺铁？

早产/低出生体重儿，反复感染、肠道出血以及6～23月龄辅食不当的婴幼儿是缺铁性贫血的高发人群。早产/低出生体重儿因宫内储存不足，出生后追赶性生长对铁的需求量大；反复感染、肠道出血则使铁的异常消耗增加；辅食添加过晚、动物性食物添加过少等原因使铁的膳食摄入不足，均易造成婴幼儿铁缺乏症，进一步导致缺铁性贫血。大量的研究证据表明，缺铁性贫血或铁缺乏症影响儿童体格生长、脑发育和免疫功能等。因此，预防早产/低出生体重、预防和治疗各种疾病，以及适宜的辅食添加对预防婴幼儿缺铁性贫血尤为重要。WHO建议，婴儿6月龄内应以纯母乳喂养，满6月龄起在继续母乳喂养的基础上添加辅食，母乳喂养可持续到2岁或以上；同时推荐应保证辅食添加的食物多样性和适宜频率。具体如下：

（1）对于早产、低出生体重儿，建议从出生1个月开始每天每公斤体重补充2毫克元素铁，并根据贫血筛查情况补充到12个月或23个月。

（2）0~6月龄婴儿以纯母乳喂养，如无母乳或母乳不足，应使用含铁的婴儿配方食品等喂养。

（3）满6月龄起添加辅食。顺应喂养，即从富含铁的泥糊状食物开始，每次只添加一种新食物，由少到多、由稀到稠、由细到粗，循序渐进。

（4）6~8月龄母乳喂养婴儿最低辅食喂养频次为每日2次，9~23月龄母乳喂养婴儿为每日3次，6~23月龄非母乳喂养婴儿奶类和辅食的最低喂养频次为每日4次，以保证充足的能量及营养素的摄入。每日添加的辅食应包括7类基本食物中的至少4类，其中必须有：谷类和薯类、动物性食品、蔬菜和水果。

11 孕妇和乳母如何从膳食上预防缺铁？

随着妊娠的进展，孕妇血容量和红细胞数量逐渐增加，胎儿、胎盘组织的生长均额外需要铁。整个孕期需要额外增加 600～800 毫克铁，因而孕中、孕晚期应适当增加铁的摄入。孕期膳食铁摄入不足容易导致孕妇及婴儿发生铁缺乏症或缺铁性贫血。孕期缺铁性贫血对母体和胎儿的健康均会产生许多不良影响，包括流产、早产 / 出生低体重等。WHO 建议，整个孕期每日补充 30～60 毫克元素铁和 300 微克叶酸。在中国营养学会膳食指南修订专家委员会妇幼人群膳食指南修订专家工作组制定的《中国妇幼人群膳食指南》中推荐，在孕中期和孕晚期，膳食铁的推荐摄入量在孕前 20 毫克 / 天的基础上分别增加 4 毫克 / 天、9 毫克 / 天，达到 24 毫克 / 天、29 毫克 / 天。

乳母存在分娩时失血，乳汁分泌也会损耗母体铁，但因在产后一段时间内无月经，乳母可以通过合理膳食获得充足的铁，通常不需要额外补铁。但贫困地区的乳母由于食物多样性不足或乳母膳食能量、铁摄入不足，极易发生贫血。因此可根据具体情况，考虑乳母的铁剂补充。具体如下：

（1）每日摄入绿叶蔬菜，整个孕期应口服叶酸补充剂 400 微克 / 天。

（2）孕中、孕晚期应每日增加 20～50 克红肉，每周吃 1～2 次动物内脏或血液性食物（如鸭血、鸡血等）；乳母应增加富含优质蛋白质及维生素 A 的动物性食物，建议每周吃 1～2 次动物肝脏。

（3）不宜饮用浓茶、咖啡。

（4）建议血清铁蛋白＜30 微克/升的孕妇口服补铁，应摄入元素铁 60 毫克/天，治疗 8 周后评估疗效。

12 老年人如何从膳食上预防缺铁？

老年人群是贫血高发人群。老年人器官功能出现不同程度衰退以及受慢病、共病和多重用药的影响，加上生活或活动能力降低，容易出现早饱和食物摄入不足，从而发生营养不良、贫血等问题。然而，由于血清（浆）铁蛋白等诊断指标随着高龄化呈现较大变化，影响了老年人群缺铁性贫血的筛查和诊断；老年人群通常伴随有慢性疾病，补充铁剂需综合考虑其他因素，目前尚无充分的科学证据给出针对老年人群缺铁性贫血的一般性铁补充指导。但研究显示，蛋白质 - 能量营养不良会降低老年人的抵抗力，增加贫血的风险。而老年人贫血则会引起严重的后果，包括住院、残疾、死亡。血红蛋白下降也增加老年人未来的致病和致死风险。老年人由于味觉、咀嚼、吞咽及消化等功能衰退，造成食物摄入量及摄入种类减少，需要保障其食物多样性和摄入量，保证能量、蛋白质、铁、维生素 B_{12}、叶酸和维生素 C 的摄入。《中国老年人膳食指南》就老年人在食物的种类、形式等多方面提出了指导意见，以保证老年人摄入充足的营养。具体如下：

（1）摄入充足的食物，保证大豆制品、乳制品的摄入。

（2）适量增加瘦肉、禽、鱼、动物肝脏、血的摄入。

（3）增加蔬菜和水果的摄入。

（4）饭前、饭后1小时内不宜饮用浓茶、咖啡。

（5）鼓励膳食摄入不足或者存在营养不良的老年人使用含铁、叶酸、维生素 B_{12} 的营养素补充剂和强化食物。

13 缺铁性贫血会有哪些症状？

缺铁性贫血的患者除了有贫血的症状，还会有组织缺铁的表现：包括精神行为异常，如烦躁、易怒、注意力不集中、异食癖；体力、耐力下降；易感染；儿童生长发育迟缓、智力低下；口腔炎、舌炎、舌乳头萎缩、口角皲裂、吞咽困难；毛发干枯、脱落；皮肤干燥、皱缩；指（趾）甲缺乏光泽、脆薄易裂，重者指（趾）甲变平，甚至凹下呈勺状（匙状甲）。

此外，还会有缺铁的原发病表现，如消化性溃疡、肿瘤或痔疮导致的黑便、血便或腹部不适，肠道寄生虫感染导致的腹痛或大便性状改变，妇女月经过多，肿瘤性疾病的消瘦，血管内溶血的血红蛋白尿等。

14 医生依据什么诊断缺铁性贫血？

有很多实验室指标能够评价体内铁含量。缺铁性贫血也依据这些指标有公认的诊断标准。考虑到诊断的准确性、便捷性、实用性，血液科医生会根据血常规血红蛋白值达到贫血标准，且为小细胞低色素性贫血、铁蛋白减低、血清铁减低、总铁结合力升高、没有酱油色尿黄疸等溶血表现，即可诊断缺铁性贫血。如果铁蛋白减低但是没有贫血，为铁缺乏；如果不去干预，会进展为缺铁性贫血。如果当地没有条件检测铁蛋白等铁代谢指标，可根据血常规血红蛋白值达到贫血标准且为小细胞低色素性贫血，有明确缺铁原因并且补铁治疗有效，来诊断缺铁性贫血。这就要求患者治疗后定期监测血常规，不能盲目长期补铁。但是最好还是能检测铁代谢指标确诊缺铁性贫血后再进行治疗，因为地中海贫血及一些慢性病贫血也可以表现为小细胞低色素性贫血，而地中海贫血及大多数慢性病贫血的治疗是不需要补铁的。

15 铁蛋白水平在参考值正常范围就不是缺铁性贫血吗？

不是的。我国缺铁性贫血的铁蛋白标准参照 WHO 标准：0～2 岁婴幼儿诊断缺铁性贫血的血清铁蛋白标准为＜12 微克/升，如果合并感染或慢性炎症血清铁蛋白标准为＜30 微克/升；2 岁以上儿童及成人标准为＜15 微克/升，如果合并感染或慢性炎症血清铁蛋白标准为＜70 微克/升；孕晚期孕妇标准为＜15 微克/升。但是一些单位血清铁蛋白的参考范围的低限往往小于 12 微克/升，所以不要以铁蛋白参考范围去判断铁蛋白是否减低。

16 为什么说缺铁性贫血最重要的不是补，而是找原因，去病因？

为什么说缺铁性贫血诊断很容易，补铁也不难。关键要找病因，去除病因才能彻底解决缺铁的问题，否则就像要把一池水注满，只拧大了水龙头流量，但是没有将出水口堵死，那么有可能水池的水永远也注不满。

17 缺铁的原因有哪三类？

一般临床上缺铁性贫血的病因可以归为三大类：

（1）铁需求量增加：铁摄入不足多见于婴幼儿、青少年、妊娠和哺乳期妇女。婴幼儿需铁量较大，若不补充蛋类、肉类等含铁量较高的辅食，易造成缺铁；青少年偏食也易缺铁；女性月经过多、妊娠或哺乳，需增加铁量，若不补充高铁食物，易造成缺铁性贫血。

（2）铁吸收障碍：常见于胃大部切除术后，胃酸分泌不足且食物快速进入空肠，绕过铁的主要吸收部位（十二指肠），使铁吸收减少。此外，多种原因造成的胃肠道功能紊乱，如长期不明原因腹泻、慢性肠炎、克罗恩（Crohn）病等均可因铁吸收障碍而发生缺铁性贫血。

（3）铁丢失过多：长期慢性铁丢失而得不到纠正会造成缺铁性贫血，如慢性胃肠道失血（包括痔疮、胃十二指肠溃疡、食管裂孔疝、消化道息肉、胃肠道肿瘤、寄生虫感染、食管胃底静脉曲张破裂等）、月经过多（如宫内放置节育器、子宫肌瘤及月经失调等妇科疾病）、咯血和肺泡出血（如肺含铁血黄素沉着症、肺出血肾炎综合征、肺结核、支气管扩张、肺癌等）、血红蛋白尿（如阵发性睡眠性血红蛋白尿、冷抗体型自身免疫性溶血性贫血、人工心脏瓣膜、行军性血红蛋白尿等）及其他（如遗传性出血性毛细血管扩张症、慢性肾衰竭行血液透析、多次献血等）。老年人发生缺铁性贫血一定要警惕胃肠道肿瘤的可能性。

18 贫血患者就诊时应主动向医生说明哪些问题？

医生在看完患者血常规和（或）铁蛋白检查后考虑患者存在缺铁性贫血，进一步问诊确定缺铁原因时经常会问到以下问题：

是不是素食主义者？最近有没有在节食减肥？饮食规律吗？偏食吗？（以上是在询问有没有存在铁摄入不足的原因）；胃口有没有不舒服？是否有幽门螺杆菌感染？经常喝咖啡、浓茶吗？（以上是在询问有没有存在铁吸收不良的原因）；是否发生过消化道溃疡？是否有痔疮出血？是否有黑便或鲜血便？是否有月经量增多，月经周期缩短？有没有经常咳血痰？有没有出现过茶色尿、酱油色尿？（以上是在询问有没有存在铁丢失过多的原因）。

所以，就诊时可向医生说明这些问题。

19 医生会高度重视哪些缺铁性贫血患者？

如果缺铁性贫血患者既没有铁摄入不足的因素，也没有铁丢失过多的因素，也没有长期喝浓茶、咖啡的习惯，那么这个患者便会引起医生的高度重视。比如饮食规律，没有痔疮，不喝咖啡、浓茶的男性，以及绝经期后既往没有贫血的女性，以及没有因为糖尿病等疾病刻意控制体重和饮食的老年男性，如果近期体重仍持续下降，那么这些患者要高度怀疑有没有消化道的问题，尤其是有没有合并消化系统肿瘤。约 1/3 的男性和绝经后的女性出现缺铁性贫血时存在基础疾病，最常见于消化系统的疾病。有的消化系统疾病会引起消化功能减低，导致有的患者进食肉类后感觉消化不了，导致长期铁摄入减少；有的消化系统疾病会导致消化道隐性失血，出血量小到肉眼无法察觉，仅能通过化验便潜血发现，但是日复一日造成了铁丢失过多引起贫血。每日消化道出血小于 5 毫升，可能化验大便潜血都是阴性的；每日消化道出血大于 5 毫升，大便潜血化验阳性；每日消化道出血量大于 50 毫升，可出现黑便。如果出现肉眼可见的黑便，那就需要去消化科就诊。因为丢失 1 毫升的压积红细胞或者说丢失 4～5 毫升血就会丢失 1 毫克铁，所以当医生建议进行补铁治疗的同时，一定要去消化科就诊。

20 消化道疾病与缺铁性贫血的恩恩怨怨有哪些？

幽门螺杆菌感染可影响铁吸收，造成缺铁性贫血患者口服铁剂疗效降低；根除幽门螺杆菌后，可改善口服铁剂对缺铁性贫血的治疗效果。

铁在消化道的吸收有赖于胃酸将 Fe^{3+} 转化为可吸收的 Fe^{2+}，因此可引起胃酸分泌不足的疾病，如慢性萎缩性胃炎（包括自身免疫性胃炎）、胃大部切除、减重手术及长期服用质子泵抑制剂，均可能造成缺铁性贫血。

铁缺乏/缺铁性贫血是炎症性肠病常见的并发症和肠外表现，其发病机制是多种因素共同作用的结果：慢性肠道失血、黏膜炎症和膳食铁吸收受损在其发病机制中起着重要作用。

消化性溃疡、糜烂性胃炎、胃底静脉曲张、消化道肿瘤、口服非甾体抗炎药等均可造成消化道出血，由此引起缺铁性贫血。

21 做大便常规及隐血检查的注意事项有哪些？

对于怀疑有消化道隐性出血的缺铁性贫血患者，大便潜血是最简单的检查方法。那么，送检大便需要注意些什么呢？

（1）检查前3天尽量不吃动物血液性食物，如鸭血、鸡血等，不食用含大量叶绿素的食物或含有铁剂的药物及维生素 C，以免出现假阳性。

（2）采样器皿要清洁干燥，避免水或其他物质混入，破坏其成分，出现假阴性结果。

（3）避免尿液污染标本，女性避免在月经期留取标本，以免影响结果。

（4）用大便采集器中自带的勺子采取大便中央的部位或者黏液脓血部分；若是腹泻稀便，取三勺，采样过多或过少都会影响结果。

一次便潜血阴性不代表没有消化道出血，至少三次便潜血均阴性才能表明目前没有消化道出血。

22 口服补铁注意事项有哪些？

（1）严重贫血时，可以增加口服铁剂量，提高补铁效果，或选择口服吸收率高的补铁药物；对于轻症或铁缺乏症患者，中等剂量的铁，隔天服用对铁调素影响小、铁吸收效率高；目前部分口服补铁药物，如蛋白琥珀酸铁口服溶液，常规剂量可提高铁的利用率。

（2）若无明显胃肠道反应，一般不应将铁剂与食物一同服用。

（3）每天口服 100 毫克元素铁，持续治疗 4～6 周，血红蛋白没有变化或上升幅度＜10 克/升，可能有以下原因：诊断有误；患者依从性差，未按医嘱服药；存在持续出血；

有影响铁吸收情况，如胃十二指肠溃疡、小肠术后或胃肠解剖部位异常；伴有感染、炎症、恶性肿瘤、肝病等影响铁吸收；所用口服铁剂不能被很好地吸收等。

（4）部分糖尿病患者由于严格控制饮食导致铁缺乏症/缺铁性贫血，口服补铁治疗时需注意药物的佐剂中是否含糖。

（5）疗程要长，既要使血红蛋白恢复正常，也要保证储存铁达标。

23 你了解常用静脉铁剂吗？

新一代的静脉注射铁制剂中，铁与碳水化合物结合紧密，实现铁的控制释放，可以在短时间内给予大剂量铁剂，已经改变了铁缺乏症的治疗。常见的静脉铁剂有：低分子右旋糖酐铁、蔗糖铁、羧基麦芽糖铁、异麦芽糖酐铁等。

24 静脉补铁指征及禁忌证有哪些？

（1）静脉铁剂的指征：①患者不能或不愿忍受口服铁剂的胃肠道不良反应，例如，老年人和妊娠中、晚期孕妇（已有妊娠相关胃肠道症状），以及现有胃肠道疾病可能会加重口服铁剂不良反应的患者；②患者更愿意通过1～2次就诊就补足储存铁，而不愿耗时几个月；③持续性失血，且超过了口服铁剂满足补铁需求的能力（如严重子宫出血、黏膜毛细血管扩张）；④解剖或生理情况影响口服铁剂的吸收；

⑤合并炎症而干扰铁代谢稳态；⑥预期失血量＞500毫升的手术，或＜6周内需进行手术的铁缺乏患者。

（2）静脉铁剂禁忌证：鉴于铁能促进微生物生长，败血症患者、低磷血症者、妊娠早期孕妇、铁剂过敏者应避免使用。

25 可以一次性把静脉铁都给我补足吗？

静脉补铁确实给无法口服补铁、口服补铁效果不佳，以及想快速补铁的患者提供了新选择。但是有的静脉铁剂不能一次性补足，即使最新的第三代静脉铁剂也不是所有人都能一次性补足。比如蔗糖铁和右旋糖酐铁都属于二代静脉铁剂，一般每次100～200毫克，1周3次。三代静脉补铁药虽然有的单次输注量可以大于1 000毫克，但是也需要不超过20毫克每公斤体重；如果总的静脉补铁量超过这个范围，需要分成两次补充，并且两次间隔不能小于1周。

26 输铁剂还会过敏？

是的。虽然静脉补铁发生过敏反应的概率很低，但还是有过敏现象的发生。尤其在给药的最初几分钟内，有可能突发呼吸困难、面部潮红、急性发作的胸痛、背部疼痛、胸闷、皮疹、皮肤瘙痒等症状。停用静脉铁剂治疗，这些症状在停用铁剂后会迅速消失，在降低输注速率重新给药后通常不会复发。对于本身容易过敏的患者，包括药物过敏，以及有重度哮喘、湿疹或其他特异反应性过敏史的患者，发生超敏反应风险会增加。有免疫性疾病或炎性疾病的患者（如系统性红斑狼疮、类风湿关节炎），静脉补铁出现超敏反应的风险会增加。

27 仅靠食补可以纠正缺铁性贫血吗？

如果已经到了缺铁性贫血的程度了，说明储存铁也已经耗光了，单纯靠食补肯定是不够的。我们以老百姓最为信赖的贫血食补神器红枣为例，红枣中的铁含量是 2.3 毫克/100 克。红枣中的铁主要是非血红素铁，在人体内的吸收率一般低于 10%。按最大吸收率 10% 来算，女性一天的需铁量是 20 毫克，一天要吃大概 8.7 千克，也就是接近 17.5 斤的红枣，才能满足需求。所以，吃红枣补血，效率实在太低！因此，该吃药时还得遵医嘱服药，并且目前口服铁剂的制药工艺已经有了很大提升，对胃的刺激更小了、吸收率更高了，也基本没有满嘴铁锈味这些不适感觉了。即使口服铁剂不耐受者或者想快速补铁者，还能选择静脉补铁治疗。

28 铁锅炒菜可以补铁吗？

用铁锅炒菜补铁的说法是有一定道理的，因为炒菜的时候，铁锅会处在高温的状态下，这样会让一些三价铁分离出来，融入菜肴中。吃了含有三价铁的菜肴，身体中或多或少地会吸收进一些三价铁。但是人体所需要的铁是血红素铁，是二价铁。虽然铁锅的三价铁到身体中，会让身体中的铁离子还原酶铁还原成二价铁，但是人体对于这种铁的吸收率是非常低的，所以想要依靠铁锅炒菜来补铁，并不是特别理想的方法。

29 补血和补气血是一回事吗？

首先，补血（养血）指以补血药物治疗血虚症的方法。血虚以面色苍白或萎黄、唇甲色淡、头晕眼花、失眠健忘、心悸怔忡、月经量少或经闭、舌淡脉细为主症。中医治疗血虚证的方法又称养血，属补法。血虚症是由于血不足而使脏腑组织失于濡养所表现出来的证候。补血能使脏腑组织得到血液的充分濡养，使脏腑组织的功能恢复正常。

其次，绝大多数的贫血都属于缺铁性贫血。铁是合成红细胞的重要元素，缺铁很容易造成贫血。这种情况下，要补血，就先得补铁。所以，补血实际上补的是铁。

这里其实是混淆了两个概念：补血和补气血。补血，是从西医角度来讲的，实际上补的是铁。补气血，是中医的说法。脾胃是气血生化的源头。红枣能健脾益胃，使人体的生血功能提高，进而起到让人体气血足的作用。所以，红枣主要的疗效其实是补气血，而不是补血。

食物中的铁有两种形式：血红素铁和非血红素铁。非血红素铁主要存在于植物性食物中，吸收率低。蔬菜中的草酸、豆类中的植酸、茶叶中的多酚、咖啡中的咖啡因等，还会影响铁的吸收。血红素铁在人体内吸收率较高，为 10%～40%，所以补铁要补血红素铁。血红素铁主要存在于红肉、动物肝脏和动物血等动物性食物中，含量丰富，平均在 10～30 毫克/100 克，超过植物性食物中的含铁量。除了食物补铁，口服铁剂是最常见的补铁药物。

30 多糖铁复合物应该是饭前还是饭后服用？

多糖铁复合物作为第三代口服铁剂元素，铁含量更高，安全性更好，安全系数是普通铁剂的 13 倍以上，极少出现胃肠刺激或便秘，吸收率不受胃酸减少、食物成分的影响。其创新型的微丸结构及分子结构，在消化道中是以完整分子形式被吸收的，不含任何游离铁离子，因此不会出现消化道腐蚀、口腔金属异味、便秘及铁中毒等不良反应。基于以上原因，多糖铁复合物在餐前、随餐以及餐后服用都可以；如果有消化道不适症状，可以随餐及餐后服用。

31. 口服铁剂和哪些药物有相互作用？

以下药物与口服铁剂存在药物相互作用，建议避免与处方口服铁剂合用或调整药物剂量：①可与口服铁剂结合形成复合物从而减少铁吸收的药物，同时影响其自身生物利用度，包括四环素类、氟喹诺酮类、青霉胺以及阴离子交换树脂等；②可抑制胃酸分泌，影响铁还原吸收的药物，如质子泵抑制剂、H_2受体拮抗剂等；③可减少口服铁剂生物利用度的药物：碳酸钙、药用炭等；④可促进肠道对铁剂吸收的药物，如维生素C；⑤可与口服铁剂发生反应，进而产生毒性更大的化合物，如二巯丙醇。

32. 别着急，血得慢慢涨，你记住了吗？

有些缺铁性贫血患者服用补铁药1个月之后，一查血常规发现血红蛋白还没到正常，就很着急。其实，补铁的疗程取决于治疗前贫血的程度以及引起缺铁的原发病是否解除。一般来说，应该持续口服补铁至血红蛋白正常之后，至少再口服补铁药3个月才能基本将储存铁补足，且前提是没有缺铁的因素存在；如果缺铁的因素始终存在，那么补铁的疗程会更长。所以，口服补铁不能着急，要保证疗程而且不要忘记服药。

对于静脉补铁的患者，尽管它的疗效快于口服补铁，但也至少在最后一次静脉补铁给药4周后再重新评估血红蛋白水平，以留有足够的时间进行红细胞生成和铁利用。

33 如何治疗儿童缺铁性贫血？

年龄＞5岁儿童铁缺乏症和缺铁性贫血诊断同成人；0～5岁婴幼儿：血清铁蛋白＜12微克/升；感染或合并慢性炎症（除外慢性肾功能不全、心力衰竭），则血清铁蛋白＜30微克/升可诊断为铁缺乏症。

对于缺铁性贫血患儿，应加强护理，避免感染，合理喂养，给予富含铁的食物，注意休息。尽可能查找并去除导致缺铁的原因和基础疾病，如纠正厌食和偏食等不良饮食行为和习惯、治疗慢性失血疾病等。

关于儿童铁剂治疗的注意事项：①尽量给予口服铁剂治疗，维生素C、稀盐酸可增加铁的吸收。②牛奶含磷较多，会影响铁的吸收，因此口服铁剂时不宜饮用牛奶。③选择适合儿童的口服铁剂，如口感良好、胃肠道刺激较小（有机铁）、服用方便（婴幼儿推荐液体制剂）的补铁药物。④补铁剂量：应按元素铁计算剂量，即每日补充元素铁4～6毫克/千克，每日2～3次；血红蛋白正常后需继续补铁2个月，用以补充储存铁；必要时可同时补充叶酸和维生素B_{12}。孩子如果不能坚持，间断补充元素铁亦可达到补铁效果。⑤静脉铁剂疗效并不比口服好，且易出现不良反应，仅在不宜口服治疗，如伴有吸收不良的患儿才考虑使用。在补铁治疗3～4

天，网织红细胞开始升高，7～10天达高峰；补铁2周后血红蛋白开始上升，4周后血红蛋白应上升＞20克/升；每2～3个月复查1次血常规，直至血红蛋白达到相应年龄的正常范围。补铁后如未出现预期效果，应寻找原因（同成人）。

34 青少年贫血不容小觑，你了解吗？

在我国青少年贫血中，90%以上为缺铁性贫血，尤其以女孩多见。这些患者来血液科之前往往都去心理科就诊过，因为都有注意力不集中、烦躁、易怒或抑郁的表现，在心理科就诊查有无器质性疾病的过程中发现合并贫血，进一步检查发现是缺铁性贫血。青少年时期的学生正处于快速发育的阶段，身体功能、形态以及生殖系统等也开始逐渐变化和成熟，同时发生能量平衡失调或营养缺乏的概率也更高，尤其是女生面临月经来潮。有的女生开始关注自己的形象，刻意节食减重；还有的学生开始住校，脱离了父母管束后饮食不规律爱吃垃圾食品。这些因素均增加了缺铁的发生概率。这个阶段学业繁忙，即使有的学生出现注意力不集中、烦躁、易怒等缺铁的表现，不少老师或者家长也会误以为是青春期心理变化或者是学习态度不好等问题。等到问题迟迟解决不了，不少家长又去寻求心理科医生的帮助，直到这时候才发现孩子有贫血。当然并不是所有精神情绪方面的表现都和缺铁、贫血有关，但是如果孩子有无精打采、注意力不集中、烦躁、易怒甚至想吃一些匪夷所思的东西，如肥皂、墙皮的表现，家长就应该意识到孩子是不是有贫血并且需要带孩子到医院检查一下。此外，家长应该引导孩子树立健康的饮食习惯和生活方式，让孩子远离缺铁性贫血！

35 如何治疗妊娠期女性缺铁性贫血？

妊娠期铁缺乏是造成孕产妇贫血的常见原因。2004 年我国孕妇缺铁性贫血患病率约为 19.1%。妊娠期缺铁性贫血随着孕周的进展呈递增趋势，可对母体、胎儿和新生儿均造成不良影响。妊娠期血红蛋白浓度 < 110 克 / 升为妊娠合并贫血。铁缺乏是妊娠期贫血最常见的原因，所有孕妇都应考虑到存在铁缺乏的风险。妊娠期血清铁蛋白 < 30 微克 / 升提示铁缺乏，但高于这个水平也不能排除铁缺乏的可能性。

妊娠期缺铁性贫血的治疗原则：铁缺乏症和轻度、中度缺铁性贫血患者以口服铁剂治疗为主，并改善饮食，进食富含铁的食物。重度缺铁性贫血患者需进行口服铁剂或静脉铁剂治疗，还可以少量多次输注浓缩红细胞，但不推荐在孕早期静脉补铁。极重度缺铁性贫血患者首选输注浓缩红细胞，待血红蛋白达到 70 克 / 升、症状改善后，可改为口服铁剂或静脉铁剂治疗，治疗至血红蛋白恢复正常后，应继续口服铁剂 3 ~ 6 个月或至产后 3 个月。

36 女性同胞们，如何做到关爱自己，远离贫血？

根据中国营养学会女性营养健康工作组于 2021 年在我国范围内针对 18 ～ 49 岁女性做的一项研究，发布的《2021 中国白领女性健康膳食白皮书》显示，我国城市女性有 72.2% 的人铁摄入量低于推荐摄入量，41.0% 的人群铁摄入量低于中国居民膳食微量营养素平均需要量，存在铁缺乏风险；维生素 C 摄入量低于平均需要量的比例为 68.1%，也就是说仅有三分之一的城市女性每天的维生素 C 摄入量是符合要求的——维生素 C 摄入不足也会影响铁的吸收。

食物是人类赖以生存的物质基础。人体健康离不开日常生活中的食物营养。白领女性善待自己，首先必须有均衡的膳食和健康的生活方式。以下的建议并非只有如何提高铁摄入量的饮食建议，因为《2021 中国白领女性健康膳食白皮书》也显示，我国城市女性烹调油和盐的摄入量依然高于膳食指南推荐值，超重率和肥胖率明显升高，膳食中蔬菜、水果、大豆、奶及鱼虾类食物摄入量不足等不平衡膳食结构依然存在。同时，我国还有一定比例的白领女性人群营养不良，维生素 A、维生素 C、铁等微量元素缺乏，膳食纤维摄入不足，需要格外加以关注。建议从以下方面做起：

（1）营养均衡，睡眠充足，心情愉快，按照《中国居民膳食指南》要求，安排日常饮食。

（2）生活规律，维持适宜的体重，不要过度追求"骨感"。

（3）多吃全谷类食物、杂豆、薯类等，注意水分补充，足量饮水。适量食用瘦肉和植物脂肪，补充不饱和脂肪酸及维生素 E 和铁元素。增加新鲜果蔬摄入，深色蔬菜占蔬菜总量的一半。多数新鲜水果富含维生素 C、钾、镁和膳食纤维。枣类、柑橘类和奇异果等浆果类水果中维生素 C 含量较高。例如，每日 2 颗中等大小的奇异果，可满足成年人一天所需的维生素 C。对于女性来说，补充维生素 C 促进铁的吸收，以预防缺铁性贫血。注意：果蔬汁不能代替新鲜果蔬！

（4）上班族白领女性在外就餐时，应尽量减少食用高盐、高油、高糖食品；尽量减少酒类摄入；孕妇、哺乳的母亲不应饮酒；不喝或少喝含糖饮料；日常饮用白开水为最佳选择。避免饭后立即饮用咖啡或浓茶。

37 什么是慢性病贫血？

虽然它的名字比较陌生，但是它是继缺铁性贫血之后导致贫血的第二大原因。

慢性病贫血是指伴发于慢性感染、炎症及一些肿瘤的轻度至中度的贫血，常表现为正细胞、正色素贫血，但有时也可表现为轻度低色素、小细胞贫血，血清铁浓度降低、总铁结合力及转铁蛋白水平正常或降低，铁蛋白水平常常升高以及红细胞生成减少。由于其病理生理过程主要是炎症介导，目前多称之为炎症性贫血。它与缺铁性贫血最大的区别就是，缺铁性贫血属于绝对性缺铁；慢性病贫血属于有铁利用不上，存在铁利用障碍。两者的血清铁都是减低的，但是缺铁性贫血的铁蛋白是减低的，而慢性病贫血的铁蛋白是正常或者升高的。

早在19世纪初期，有学者发现结核病患者常常伴面色苍白，这是有关慢性感染与贫血关系的最早的报道，甚至早于血细胞数目的测定。后来红细胞数量的测定证实了炎症与贫血的相关性。随后发现除感染性疾病外，一些结缔组织病及恶性肿瘤也可合并类似的贫血。这类贫血患者分布于不同的科室。

临床发现，并非所有慢性疾病均合并贫血（如高血压），一些不合并慢性疾病的老年患者也可出现类似的贫血，而一些急性疾病（尤其是重症）可在短时间内出现原发病无法解释的贫血。

原发病的有效治疗是纠正慢性病贫血的最主要手段。在原发病无法缓解的情况下，促红细胞生成素（EPO）的治疗可纠正部分慢性病贫血。

第四章

巨幼细胞贫血

1. 什么是巨幼细胞贫血？

巨幼细胞贫血简称"巨幼贫"，是由细胞 DNA 合成障碍引起骨髓和外周血细胞异常的贫血。导致细胞 DNA 合成障碍的主要原因是叶酸和（或）维生素 B_{12} 的缺乏。"巨幼细胞"源于其骨髓形态学特点，形态表现为胞体大，胞浆量多，胞核大（此为"巨"），胞核发育落后于胞质，表现为早期阶段细胞增多（此为"幼"），呈"核幼浆老"的一类细胞，所引起的疾病我们称为"巨幼细胞贫血"。

这种改变可涉及红细胞、粒细胞及巨核细胞三系，因此巨幼细胞贫血不只会出现贫血，还可能出现白细胞减少和（或）血小板减少。除造血细胞外，在更新较快的细胞，如胃肠道上皮细胞中也存在类似的改变，因此有的患者会合并胃肠道症状，如反复发作的舌炎、舌面光滑、味觉消失、食欲减退等。维生素 B_{12} 缺乏时，患者还会出现手足麻木、站不稳、感觉异常等神经系统症状。

2. 哪些食物富含叶酸？

叶酸广泛存在于植物中。绿叶蔬菜中的含量尤为丰富；水果中的柠檬、香蕉、瓜类和动物内脏、酵母、香菇中也存在大量叶酸。但是叶酸可被过度烹煮而破坏。老年人由于牙齿的原因无法咀嚼硬的食物，因此喜欢将蔬菜过度烹饪而导致叶酸摄入不足。另外，许多老年人合并糖尿病，对自身饮食控制过于严格，几乎不摄入任何水果；许多老年人独居，饮食不规律，并且常常以稀饭、馒头为主。上述都是巨幼细胞贫血常见于老年人群的原因。

3 哪些食物富含维生素 B_{12}？

动物食品富含维生素 B_{12}。肉、蛋、奶和动物内脏（如肝、肾）及海洋生物中均富含维生素 B_{12}。成人每天的维生素 B_{12} 需要量为 2～5 微克，人体内存有 4～5 毫克，可供 3～5 年之用，因此一般情况下不会发生维生素 B_{12} 缺乏。

4 恶性贫血有多恶？

恶性贫血虽名为"恶性"，但是它并非一种恶性血液病，而是一种自身免疫性疾病。恶性贫血属于维生素 B_{12} 缺乏导致的贫血，但是这类患者的维生素 B_{12} 缺乏并不是由于摄入不足导致。维生素 B_{12} 的吸收需要内因子协助。内因子由胃贲门和胃底黏膜的壁细胞合成和分泌。恶性贫血是由体内抗壁细胞及其产物的自身免疫反应，使萎缩的胃黏膜产生内因子分泌障碍，导致维生素 B_{12} 吸收障碍而造成贫血。

5 得了巨幼细胞贫血不想用药，能食补吗？

如果因叶酸和维生素 B_{12} 缺乏已经出现不适症状，就不能光靠调整饮食结构或者所谓的"食补"了。临床上建议使用叶酸、维生素 B_{12}、甲钴胺进行治疗。巨幼细胞贫血患者治疗后一般起效均比较快，贫血在 1～2 个月即可纠正，粒细胞和血小板减低一般在 7～10 天恢复正常。若指标迟迟不能纠正，应寻找是否合并其他原因。治疗的疗程取决于病因是否能够去除。对于恶性贫血或者胃大部切除的患者需要终生采用维持治疗。

6 甲钴胺和维生素 B_{12} 有什么区别？

甲钴胺和维生素 B_{12} 在临床上都可用于治疗巨幼细胞贫血。两者有什么区别呢？维生素 B_{12} 又称钴胺素。人体钴胺素包括四种：氰钴胺、羟钴胺、腺苷钴胺和甲钴胺。甲钴胺是人体血浆中钴胺素的主要形式。临床上治疗用的维生素 B_{12} 针剂成分为氰钴胺。氰钴胺和羟钴胺必须转化成具有辅酶活性的腺苷钴胺和甲钴胺才能在细胞中发挥作用。实验发现，甲钴胺比氰钴胺易于进入神经元细胞器参与脑细胞和脊髓神经元胸腺嘧啶核苷的合成，促进叶酸的利用和核酸的代谢，且促进核酸和蛋白质合成作用也较氰钴胺强。

第五章

获得性再生障碍性贫血

1. 什么是再生障碍性贫血？

再生障碍性贫血（简称"再障"，AA）是一种可以导致贫血的血液系统疾病，其年发病率在我国为0.74/10万，可发生于各年龄组，高发年龄分别为15～25岁的青壮年和65～69岁的老年人，男、女发病率无明显差异。尽管我国再生障碍性贫血的发病率是欧美国家的两倍多，但是其仍然属于少见病范畴，且其发病率明显低于其他引起贫血的常见疾病，因此大家如果有贫血或者其他血细胞减少，很大概率不是再生障碍性贫血，无须恐慌焦虑。但是一部分再生障碍性贫血起病急、病情重、死亡率高，应引起高度重视，必须积极治疗。

虽然病名为贫血，但是再生障碍性贫血除了贫血还伴有血小板减少、中性粒细胞减少，尤其是重型再生障碍性贫血往往以发热、出血起病。众所周知红细胞、血小板、中性粒细胞均由骨髓造血细胞产生。正是由于骨髓造血出现问题而导致了外周血细胞减少。再生障碍性贫血分先天性和获得性。先天性再生障碍性贫血较为罕见，主要为范科尼贫血（FA）、先天性角化不良（DC）、先天性纯红细胞再生障碍（DBA）、施瓦赫曼-戴蒙德综合征（SDS），多见于儿童。绝大多数再生障碍性贫血属获得性。原发性获得性再生障碍性贫血，即外周血三系或两系减少、骨髓增生低下，并非由其他疾病导致。目前认为原发性获得性再生障碍性贫血的发病机制主要是免疫异常,即T淋巴细胞异常活化、功能亢进造成骨髓损伤。

2 诊断再生障碍性贫血为什么要做那么多检查?

如果只考虑血细胞计数,很多疾病都可以表现为类似于再生障碍性贫血的全血细胞减少,因此进行网织红细胞计数、骨髓涂片及骨髓活检等检查对于鉴别诊断是必需的。网织红细胞在0.5%以下强烈提示红系再生障碍;当合并白细胞减少或血小板减少时,提示为再生障碍性贫血。再生障碍性贫血诊断标准为血常规全血细胞(包括网织红细胞)减少,淋巴细胞比例增高。至少符合以下三项中的两项:①血红蛋白< 100克/升;血小板< 50×10^9/升;中性粒细胞绝对值(ANC)< 1.5×10^9/升。②骨髓穿刺显示多部位(不同平面)骨髓增生减低或重度减低;骨髓活检显示全切片增生减低,造血组织减少,非造血细胞增多,网硬蛋白不增加,无异常细胞。③必须排除先天性和其他获得性、继发性骨髓衰竭。上述诊断标准看似简单,但是由于其诊断需要排除其他骨髓衰竭性疾病以及其他引起全血细胞减少的疾病,因此诊断再生障碍性贫血需要完善诸多检查。除了上述提到的血常规、多部位骨髓穿刺、骨髓活检,通常还要送检骨髓标本完善基因、染色体、组织化学染色、流式细胞术等检测。此外,还需要完善肝、肾、甲状腺功能检查、病毒学及免疫球蛋白、

补体、免疫固定电泳检查、心电图、腹部超声、超声心动图及其他影像学检查（如胸部 X 线或 CT 等）等。总而言之，精准诊断是再生障碍性贫血诊治的最关键环节，诊断精准意味着好的疗效及预后。

3 为何同为再生障碍性贫血，有的病情来势汹汹，有的相对缓和呢？

再生障碍性贫血根据病情轻重分为重型再生障碍性贫血（SAA）和非重型再生障碍性贫血（NSAA）。重型再生障碍性贫血患者骨髓细胞增生程度不到正常的25%；即使大于25%，残存的造血细胞也很少，不到正常的30%；血常规显示三系重度减少：中性粒细胞 $< 0.5 \times 10^9$/升，网织红细胞绝对值 $< 20 \times 10^9$/升，血小板 $< 20 \times 10^9$/升（具备三项的两项）。若中性粒细胞 $< 0.2 \times 10^9$/升，则诊断为极重型再生障碍性贫血（VSAA）。未达到重型再生障碍性贫血诊断标准的再生障碍性贫血患者为非重型再生障碍性贫血。这部分患者又根据是否依赖血制品输注分为输血依赖型非重型再生障碍性贫血（TD-NSAA）和非输血依赖型非重型再生障碍性贫血（NTD-NSAA），前者有向重型再生障碍性贫血转化的风险。由此可见，再生障碍性贫血患者依据病情由重到轻依次为极重型再生障碍性贫血、重型再生障碍性贫血、输血依赖型非重型再生障碍性贫血和非输血依赖型非重型再生障碍性贫血。类型不同，病情也会有所不同。

4 同为再生障碍性贫血患者,为何治疗方法不同?

再生障碍性贫血的治疗方法依病情及患者年龄有所不同:重型再生障碍性贫血一经确诊应尽早启动本病治疗。对于 SAA 患者及 TD-NSAA 患者,若年龄≤40 岁且有人类白细胞抗原(HLA)相合同胞供者的,首选 HLA 相合同胞供者造血干细胞移植(MSD-HSCT);若无 HLA 相合同胞供者和年龄>40 岁,首选免疫抑制治疗(IST)[抗胸腺/淋巴细胞球蛋白(ATG/ALG)+环孢素 A(CsA)]联合促血小板生成素受体激动剂(TPO-RA)和(或)其他促造血的治疗方案;HLA 相合无关供者造血干细胞移植(MUD-HSCT)或单倍体造血干细胞移植(Haplo-HSCT)目前提倡适用于 IST 无效的年轻 SAA 患者。对 NTD-NSAA 可采用 CsA 联合 TPO-RA 和(或)其他促造血治疗。除了年龄、病情轻重,若存在以下因素则更倾向于一线使用 IST 联合 TPO-RA 治疗,包括年龄小、病情较轻、网织红细胞绝对值>25×10^9/升且淋巴细胞绝对值>1.0×10^9/升、染色体异常+8 或 del(13q)、存在 PIGA 基因突变或阵发性睡眠性血红蛋白尿克隆、长端粒、存在 BCOR 和 BCORL1 突变。相反,如存在多项 IST 预后不良因素,如端粒显著缩短、不良基因突变(ASXL1、TP53、RUNX1、DNMT3A)、合并难以控制的活动性感染、从 NSAA 逐渐发展到 SAA 等,若条件允许则尽量选择造血干细胞移植。

⑤ 再生障碍性贫血患者如何自我管理？

再生障碍性贫血患者一定要配合医生尽快完善检查、尽快启动治疗，以求获得最好疗效，尤其是重型再生障碍性贫血患者。多数再生障碍性贫血患者在起病或者治疗过程中合并感染，尤其严重的感染会影响治疗、加重病情甚至导致死亡。治疗中，除了使用抗感染治疗药物，还需要患者及家属配合，做好保护隔离，特别是注意口咽部、鼻部清洁、肛周护理以及洁净饮食，不吃生冷食物。无论采取哪种治疗，再生障碍性贫血的恢复均是一个漫长的过程，而且血常规时常会有波动。其间，一定要保持积极良好的心态，与主治医生保持联系，定期随访，调整用药。切忌自行加减药物甚至自行停药。后期随访与前期治疗同等重要。在此期间，医生会嘱咐患者定期回院复诊，行骨髓穿刺等相关检查，了解骨髓恢复情况以及疾病是否有向骨髓增生异常综合征及 AML 等恶性疾病转化的趋势。接受 IST 联合 TPO-RA 方案治疗的 SAA 患者建议随访观察点为 ATG/ALG 用药后 3 个月、6 个月、9 个月、1 年、1.5 年、2 年、2.5 年、3 年、3.5 年、4 年、5 年、10 年。由于已有一些报道提示接种疫苗可诱发 AA 复发，除绝对必要，不主张接种疫苗。

6 再生障碍性贫血的预后如何？

如治疗得当，非重型再生障碍性贫血患者病情多数可缓解甚至治愈，仅少数进展为重型再生障碍性贫血。重型再生障碍性贫血发病急、病情重，以往病死率极高。近十多年来，随着治疗手段的改进，重型再生障碍性贫血的预后明显改善，但仍有约1/3的患者死于感染和出血。另外一部分再生障碍性贫血患者在免疫抑制治疗过程中会发生克隆性造血，例如，转化为骨髓增生异常综合征。因此，定期规律全面地随访很重要。

7 再生障碍性贫血患者饮食该怎么吃呢？

遵循高蛋白、高热量、高维生素、易消化的饮食原则。

（1）注意饮食卫生，预防消化道感染。饭前便后洗手，不吃生冷、变质、不洁净食物，不吃葡萄、草莓、樱桃等不易清洗的水果，不吃卤制的肉食，不吃冰箱里存放过期的食物。吃水果一定要削皮，或者开水烫过、蒸煮后再食用。

（2）饮食宜多进食纤维素丰富的食物，如各种时令绿色蔬菜、香蕉等，保持大便通畅，避免进食辛辣、油炸、干硬等食物。

8 再生障碍性贫血患者用药注意事项有哪些?

（1）遵医嘱，正确、规律用药。避免使用对骨髓有损伤作用和抑制血小板功能的药物；积极使用抗感染、保肝药物进行对症支持治疗。

（2）使用胸腺细胞球蛋白（ATG）治疗重型再生障碍性贫血时，用药前需做过敏试验；用药过程中用糖皮质激素防治过敏反应；静脉滴注 ATG 不宜过快，每日剂量应维持滴注 12～16 小时。

（3）雄激素和环孢素应遵医嘱按疗程服用，注意观察药物不良反应（如牙龈增生、消化道反应、女性化等），监测肝肾功能变化和血药浓度。

（4）皮下注射促造血因子可使用 3 个月以上，注意更换注射部位，防止皮下硬结。使用口服血小板受体激动剂，如艾曲泊帕，注意空腹服用，与牛奶和矿物质补充剂须间隔 4 小时以上。

（5）进行异基因造血干细胞移植的患者，遵照造血干细胞移植护理常规。

9 再生障碍性贫血患者可能会发生哪些并发症？该怎么办？

（1）严重感染：做好高热的护理，积极预防和治疗口腔炎。肺感染伴呼吸困难者应卧床休息（半坐位），进行氧气吸入。遵医嘱使用抗生素，防止感染性休克。

（2）内脏出血：根据出血部位严重程度，遵医嘱用促凝血药（止血药）。患者发生脑出血时，注意卧床休息，头偏向一侧，防止误吸；观察意识和瞳孔变化；做好皮肤护理，防止压疮。

10 再生障碍性贫血患者日常生活管理应注意什么？

（1）加强劳动和生活环境保护，避免暴露于各类射线，不过量接触有毒化学物质（如苯类化合物等），尽量不用可能损伤骨髓的药物。

（2）按照医嘱坚持用药，不可自行更改药量或停药，定期复查血常规和肝肾功能，必要时监测血药浓度，定期复查骨髓情况。

（3）掌握自我护理的方法，发现出血、感染等症状及时就医。

（4）应适当地活动，保持心情舒畅，避免情绪激动。日常生活应减少去人多的公共场所，戴口罩预防感染。保证充足的睡眠及保暖。

11 什么是造血干细胞移植？

造血干细胞来源于骨髓，可以经血流迁移到外周血液循环中，有很强的自我更新和再生能力，可以产生各种类型的血细胞。造血干细胞移植是患者先接受超大剂量放疗或化疗（通常是致死剂量的放化疗），使其骨髓造血功能和免疫系统明显受到抑制，然后将正常造血干细胞植入患者体内，使其重建正常造血及免疫功能的治疗方法。

12 造血干细胞移植的分类有哪些？

根据造血干细胞的来源为自身或他人，可以将其分为自体造血干细胞移植和异体（又称异基因）造血干细胞移植。

13 采集造血干细胞的方法有哪些？

采集干细胞既可以从骨髓里抽取骨髓液，也可以从外周血中采集干细胞。

14 造血干细胞移植可以治疗哪些疾病？

造血干细胞可以治疗肿瘤性疾病，如白血病、某些恶性实体瘤，以及非肿瘤性疾病，如再生障碍性贫血、重症免疫缺陷病等。

15 干细胞移植前患者需要进行哪些准备？

（1）物品准备：一切患者必需品应经过灭菌处理才能进入移植区；患者住在百级空气层流病房；患者药浴及所有用水应为处理过的纯净水；患者用过的物品应及时移出室外，污染物品装入袋内封闭后，移出室外。

（2）患者准备：患者经过全面查体合格后进入层流病房，入室前一天剃光头、修剪指甲、洗澡；入室当天进行药浴，身体重要部位反复擦拭，进行咽拭子培养，换无菌服；入室后用75%的酒精做耳部的护理，每日用生理盐水做口腔护理3次；每周用消毒湿巾擦身2次，更换灭菌衣裤和大单、被服；每次便后，用温水清洗会阴及肛门；保证患者充足的休息与睡眠；在病情允许情况下可指导其适当地进行室内活动，注意安全，防止跌倒。

16 造血干细胞移植患者饮食有哪些要求?

首先应遵循清淡、易消化、高蛋白质、低脂、低刺激性原则,避免油腻、粗糙食物。移植期间进食高压无菌饮食:以易消化的半流质为主;水果表皮要求完好,去皮后经高压灭菌方可食用。

高压无菌饮食的具体制作方法是:使用不锈钢餐具,高温消毒备用;按照洁净的原则将做好的饭菜置于不锈钢饭盒内,饭盒外面套上双层干净棉布套,放入高压锅进行高压灭菌30分钟左右。送饭时将高压锅带到层流病房,通过传递仓送入病房。

17 异基因造血干细胞移植后患者有哪些注意事项?

(1)预防呼吸道感染:加强呼吸道管理,勤洗手,戴口罩,避免到人群密集的场所。

(2)饮食管理:注意饮食营养均衡、清淡卫生,避免进食不易消化的食物;食用现做的饭菜,避免食用隔夜饭菜;不提倡外出饭店就餐。

(3)心理指导:可以通过正念冥想、放松训练等进行心情调适。如果家属发现患者长期处于情绪低落状态,可以到专业的心理门诊就诊。

（4）休息和活动：不要过度用眼，建议每日使用平板或手机的时间不要超过 6 小时，以免影响休息和免疫力的恢复；可以到安静的公园和小区的小花园散步，每天 30～45 分钟，以不感到劳累为宜。

（5）做好用药指导：造血干细胞移植后容易发生严重的排斥反应，需要严格遵医嘱服用免疫抑制剂（环孢素 A 或他克莫司），定期复查血药浓度；按时门诊复查血常规和肝肾功能，遵医嘱每 1～3 个月住院全面复查。

18 异基因造血干细胞移植后患者如何进行病情观察？

移植后有很多并发症，需要患者和家属密切观察和记录病情。

（1）每天测量体温。如果测量体温大于 38℃，应及时就诊。

（2）仔细观察皮肤和眼皮的变化，有无皮疹。如果皮肤和眼皮变黄，皮肤出现疹子、瘙痒或皮肤变硬，口腔出现溃疡、疼痛，需要立即就诊。

（3）如果每日大便次数大于 3 次，出现稀水样便或墨绿色大便，需要尽快找主治医生就诊。

第六章

免疫相关性血细胞减少症

1 什么是免疫相关性血细胞减少症？

笔者医院在2000年发现存在这样一组临床患者——他们不能被诊断为临床已知的任何一种疾病，具备以下临床特点：①外周血呈全血细胞减少，但网织红细胞和中性粒细胞比例正常或增高；②骨髓呈增生明显活跃、活跃或减低，但有核红细胞比例正常或增高，经常可见到"红系造血岛"；③除部分患者有间接胆红素增高、游离血红蛋白增高、结合珠蛋白降低外，其他有关溶血的特异性或非特异性检查均呈阴性；④无造血原料缺乏的任何征象；⑤无恶性造血克隆存在的实验室依据，如染色体异常或出现Ras基因重排等；⑥对大剂量丙种球蛋白、糖皮质激素等免疫抑制剂治疗有效。

利用经典的直接抗人球蛋白试验的原理和方法，以骨髓单个核细胞（BMMNC）悬液代替成熟红细胞悬液做BMMNC-Coombs试验，发现上述大多数患者出现阳性反应，从而证实了这些患者骨髓单个核细胞有抗体的结合，因此这组疾病可能与异常体液免疫介导的造血细胞破坏有关，称为免疫相关性全血细胞减少症（IRP）。经过多年的研究，IPR的自身免疫发病机制为某种原因引起T淋巴细胞调控失衡，Th2细胞比例增多导致B淋巴细胞数量/亚群/功能异常，进而产生抗骨髓未成熟造血细胞自身抗体并破坏或抑制骨髓造血，最后引起的血细胞减少综合征。

② 如何诊断免疫相关性全血细胞减少症？

免疫相关性全血细胞减少症诊断标准包括拟诊标准以及确诊标准。

拟诊标准包括：①血常规三系或两系、一系血细胞减少，但网织红细胞或（和）中性粒细胞百分比不低；②骨髓红系或（和）粒系百分比不低，或巨核细胞不少，易见红系造血岛或嗜血现象；③排除了其他原发、继发血细胞减少症。符合以上条件者可拟诊免疫相关性全血细胞减少症（三系血细胞少）或 IRH（一系或两系血细胞少）。

确诊标准为：符合拟诊标准者，或测及骨髓造血细胞膜结合自身抗体后确诊（治疗前确诊），或未测及该类自身抗体但经足量肾上腺皮质激素或（和）大剂量人静脉丙种球蛋白治疗有效（脱离成分输血且一系、两系或三系血细胞有不同程度恢复）后确诊（治疗后确诊）。

第七章

骨髓增生异常综合征

1. 什么是"骨髓增生异常综合征"？

骨髓增生异常综合征是一组起源于造血干细胞的异质性髓系克隆性疾病，其特征是髓系细胞发育异常，表现为无效造血，难治性血细胞减少，高风险向急性髓系白血病转化。

骨髓增生异常综合征是血液恶性病，可能会发展为急性白血病，血常规表现为血细胞减少，其中包括贫血。约30%的骨髓增生异常综合征患者会进展为急性髓系白血病（AML，成人最常见的白血病），因此骨髓增生异常综合征有时被称为白血病前期。任何年龄男、女均可发病，约80%的患者大于60岁。几乎所有的骨髓增生异常综合征患者都有贫血症状，如乏力、疲倦。恶性克隆产生癌细胞，导致正常克隆的造血受到抑制，出现贫血、白细胞减少、血小板减少等相关症状。恶性克隆导致全身炎症反应增高，心脑血管事件发生率增高，比如急性冠脉综合征、脑梗死等。骨髓增生异常综合征早期诊断、积极治疗可以延缓疾病向急性白血病进展的速度，及时诊治可减少并发症的发生，提高患者生活质量，延长患者寿命。

2. 骨髓增生异常综合征有什么表现，如何诊断？

骨髓增生异常综合征多见于老年人，起病比较隐匿，常常因乏力或者其他疾病化验血常规发现血细胞一系或者多系减少而到血液门诊就诊。

骨髓增生异常综合征的诊断比较复杂，需要的检查也相对较多。《骨髓增生异常综合征中国诊断与治疗指南（2019年版）》对骨髓增生异常综合征的诊断标准规定如下。

两个必要条件（缺一不可）。必要条件一：持续大于4个月的一系或多系血细胞的减少。如检测出原始细胞的增多或骨髓增生异常综合征相关细胞遗传学异常，无须等待4个月，即可诊断骨髓增生异常综合征。必要条件二：排除其他可能导致血细胞减少和发育异常的疾病，包括造血系统的或非造血系统的。

主要标准（至少满足一条）。主要标准一：发育异常，如骨髓涂片中红细胞系、粒细胞系和巨核细胞系的发育异常细胞占比超过10%；主要标准二：环状铁粒幼红细胞占有核红细胞的比例大于15%，或伴有SF3B1突变比例≥5%；主要标准三：原始细胞在骨髓中涂片占5%～19%或外周血涂片占2%～19%；主要标准四：常规核型分析或FISH分析检测出骨髓增生异常综合征诊断意义的染色体异常。

辅助诊断标准（如符合必要条件，但是主要标准尚未达到，且存在常见骨髓增生异常综合征临床表现，如输血依赖的大细胞贫血的患者，符合两条及以上的辅助诊断标准，可诊断为疑似骨髓增生异常综合征）。辅助诊断标准一：骨髓活检切片的形态学或免疫组织化学法结果支持骨髓增生异常综合征诊断；辅助诊断标准二：骨髓细胞的流式细胞术检测多个骨髓增生异常综合征相关的表型异常，提示红系和（或）

髓系存在单克隆细胞群；辅助诊断标准三：基因检测检出骨髓增生异常综合征相关基因突变，提示存在髓系细胞的克隆群体。

由此可见，诊断骨髓增生异常综合征至少需要完善以下骨髓相关的检查：骨髓穿刺涂片、骨髓活检病理、染色体核型分析、荧光原位杂交技术、骨髓流式细胞术检测、基因突变检测。

3 同是骨髓增生异常综合征的患者，治疗方法怎么不一样呢？

骨髓增生异常综合征是一种异质性的疾病。所谓的异质性就是指骨髓增生异常综合征患者与患者间疾病的自然病程和预后差异很大。根据评分系统可分为相对低危组和相对高危组。评分系统有很多种，而且随着临床试验及真实数据的更新评分系统也在随之变化。不同的分组意味着接受不同的治疗方法。除此之外，治疗方案还需要结合患者年龄、体能状况、是否有其他合并症、能否配合治疗等进行选择。

4 骨髓增生异常综合征的治疗方法包括哪些？

（1）支持治疗：包括输注成分血、促红细胞生成素、粒细胞集落刺激因子等粗造血治疗、去铁治疗等。

（2）免疫调节剂：对于有 5q- 染色体异常并且没有 7 号染色体异常的患者，可以使用来那度胺。

（3）去甲基化药物：包括阿扎胞苷和地西他滨。需要注意的是，去甲基化药物的疗效并不是立竿见影的，比如阿扎胞苷平均 3 个疗程才能起效，所以接受去甲基化治疗时切莫急躁。

（4）化疗：相对高危组且原始细胞比例较高的患者，化疗是治疗方式之一。

（5）异基因造血干细胞移植：是目前唯一能够根治骨髓增生异常综合征的方法。年龄小于 65 岁，相对高危组的患者以及重度全血减少、其他治疗无效或伴有不良预后遗传学异常的相对低危骨髓增生异常综合征患者都可以考虑移植。

（6）雄激素对部分有贫血的患者有促进红细胞造血作用。

（7）红细胞成熟剂——罗特西普。

5 什么是去甲基化药物？

DNA 甲基化是一种表观修饰。它在不改变 DNA 序列的情况下，对基因表达起到重要的调控作用，而且这种修饰在发育和细胞增殖的过程中是可以稳定传递的。DNA 甲基化作为一种重要的表观遗传修饰，严密调控着基因的表达和基因组的稳定。DNA 异常甲基化可引起基因表达异常、转录失活和抑癌基因失活，从而导致肿瘤的发生。去甲基化药物阿扎胞苷、地西他滨的使用使骨髓增生异常综合征、急性髓系白血病及其他实体肿瘤性疾病患者获益甚多。

与遗传突变不同,表观遗传学改变是可逆的,因此去甲基化药物应运而生。去甲基化药物能够抑制 DNA 甲基化转移酶的活性,降低 DNA 甲基化水平,具有抗肿瘤作用。除此之外,它可使一些肿瘤抑制基因再表达,还可修复正常细胞的生长与分化。目前,在临床上血液肿瘤性疾病中应用的最多的有阿扎胞苷和地西他滨。在不良反应上,阿扎胞苷不良反应较小,骨髓抑制较轻,感染风险发生率可能略低于地西他滨。一般来说,单纯表观遗传调控作用不会导致严重的骨髓抑制,但是在实际临床中有很多患者使用表观遗传学药物后会出现严重的骨髓抑制。这可能是除了表观遗传调控,表观遗传学药物还存在其他发挥疗效的机制,如细胞毒作用、诱导细胞分化作用等。

6 什么样的骨髓增生异常综合征患者适合接受去甲基化治疗?

(1)高危骨髓增生异常综合征患者是应用去甲基化药物治疗的适宜对象。

(2)低危并发严重血细胞减少和(或)输血依赖患者也是去甲基化药物治疗的适宜对象。

阿扎胞苷和地西他滨都需要在几个疗程后才能见效。疗程增加可提高硫唑嘌呤(AZA)或地西他滨治疗的有效率,但需要合理运用,降低并预防不良反应影响。

7 罗特西普在哪些骨髓增生异常综合征患者中效果好？

由于罗特西普对骨髓增生异常综合征合并环形铁粒幼细胞增多的患者疗效好，因此美国和欧盟已经将"促红细胞生成素治疗失败且8周输血超过2U的较低危骨髓增生异常综合征-RS患者或者骨髓增生异常综合征/MPN-RS-T成人患者"列入罗特西普的适应证。对于其他的骨髓增生异常综合征患者，目前尚无明确的指标预测罗特西普的最优人群。从既往研究来看，血清促红细胞生成素浓度可能是潜在的预测因素：血清促红细胞生成素浓度＜200单位/升、200～500单位/升和＞500单位/升的患者达到红系改善的比例分别为76%、58%和43%；脱离输注红细胞＞8周的比例分别为53%、44%和14%；从既往研究来看，患者应答率与骨髓中红系前体细胞水平有关，有应答的患者红系前体细胞水平显著高于非应答患者。

8 得了骨髓增生异常综合征还能活多久？

尽管有客观的数据显示不同危险度分层患者的中位生存时间，但是患者的预后还受其他许多因素的影响，比如是否有严重的合并症或者并发症，如肺感染、心力衰竭等。

目前有多种骨髓增生异常综合征预后评分系统，包括

IPSS、IPSS-R、WPSS、IPSS-M等。我们以IPSS-R评分系统为例。IPSS-R称作骨髓增生异常综合征国际预后评分系统（修订版），被认为是骨髓增生异常综合征预后评估的金标准。IPSS-R评分系统将骨髓增生异常综合征依据细胞遗传学、原始细胞比例、血红蛋白水平、血小板水平的不同水平来进行预后分层：≤1.5分为极低危组，1.5～3分为低危组，3～4.5分为中危组，4.5～6分为高危组，＞6分为极高危组。极低危组、低危组、中危组、高危组、极高危组患者在不治疗的情况下，中位生存时间分别为8.8年、5.3年、3年、1.6年、0.8年。可见，不同的分组预后差别很大，也进一步表明骨髓增生异常综合征的异质性。中位生存时间是统计学术语，是基于大规模的患者数据得出的结论。具体到患者个体，极低危组也有生存时间不足8.8年的患者，极高危组也有生存时间长于1年的患者。因此，统计数据只是参考，最重要的是患者治病的信心与勇气。

9 骨髓增生异常综合征能治好吗？

骨髓增生异常综合征属于血液系统恶性疾病，通俗地讲就是"血癌"，是造血干细胞发生了癌变。因此严格地讲，骨髓增生异常综合征如果想治愈，唯一的途径是进行异基因造血干细胞移植，但是患者往往是老年人，没有进行移植的机会。因此，从严格意义上讲，绝大部分骨髓增生异常综合征是无法达到治愈的，通俗地讲就是"无法断根"。但是随着一些新药、新技术的出现，不少的骨髓增生异常综合征患者经过规律、正规的治疗可以达到血液学改善，即输血间期延长甚至脱离输血。所以，骨髓增生异常综合征患者不要悲观，要保持积极乐观的心态接受治疗。

10. 医生说确诊为"意义未明的特发性血细胞减少症"，"意义未明的克隆性血细胞减少症"，这两种"意义未明"的病算是确诊吗？

"意义未明的特发性血细胞减少症"简称ICUS，"意义未明的克隆性血细胞减少症"简称CCUS。两者都是可能发展为骨髓增生异常综合征的前驱疾病。

诊断骨髓增生异常综合征需要若干的诊断标准，但是有些患者达不到骨髓增生异常综合征诊断标准或者任何一类血细胞减少的疾病，却又存在血细胞发育异常或者存在克隆性造血的指标，就有可能被诊断为ICUS或者CCUS。要特别说明的是，诊断这两种疾病也需要进行骨髓穿刺、染色体、荧光原位杂交（FISH）、骨髓增生异常综合征基因等检查。另外，需要遵照医嘱定期复查血常规等相关指标，了解疾病有无进展为骨髓增生异常综合征。

所以ICUS和CCUS虽然病名中含有"意义未明"，但是它们都是明确诊断的血液疾病，并且两者都有发展为骨髓增生异常综合征的可能，需要定期随访。

第八章

纯红细胞再生障碍性贫血

1 什么是纯红细胞再生障碍性贫血？

再生障碍性贫血是三系减少。纯红细胞再生障碍性贫血（简称纯红再障）是红系一系减少，以外周血表现为贫血、网织红细胞减低，骨髓表现为红系减少或者缺失的综合征。纯红细胞再生障碍性贫血绝大多数是后天获得的，仅有少数是先天性的。先天性纯红细胞再生障碍性贫血，又称 Diamond-Blackfan anemia（DBA），颇为罕见。获得性纯红细胞再生障碍性贫血一定需要完善若干检查，除外感染、实体肿瘤、血液系统肿瘤、自身免疫性疾病等，才能诊断原发性纯红细胞再生障碍性贫血。原发性纯红细胞再生障碍性贫血被认为与自身免疫有关，无明确诱因或原发疾病。目前认为多由 T 细胞免疫异常介导，少部分由 NK 细胞或 B 细胞介导。

2 纯红细胞再生障碍性贫血与胸腺瘤有什么关系？

虽然一种病属于血液科、一种病属于胸外科，但是这两种看似不相干的病确实有着密切联系。胸腺瘤是造成继发性纯红细胞再生障碍性贫血的常见原因。胸腺瘤相关纯红细胞再生障碍性贫血诊断相对容易。既往有胸腺瘤病史或者住院期间影像学检查发现胸腺瘤即可诊断。需要注意的是，纯红细胞再生障碍性贫血可与胸腺瘤同时出现，也可在胸腺瘤发生前出现，甚至还可以在胸腺瘤切除之后出现。治疗上，首先要切除胸腺瘤，还可以联合免疫抑制剂治疗。单纯手术切除可以使大约 1/3 的患者获得缓解，联合应用环孢素及糖皮质激素可以使有效率进一步提升至 60%～80%。

3 什么是大颗粒淋巴细胞白血病？

讲到纯红细胞再生障碍性贫血，自然会提到大颗粒淋巴细胞白血病，血液科医生习惯把它简称为"大颗粒"。"大颗粒"是引起纯红细胞再生障碍性贫血的主要继发因素。患者或者家属听到"白血病"这三个字都会有天塌的感觉。好在这个疾病尽管叫白血病，但是绝大部分疾病进展以及预后都比"急性白血病"好得多。但是，它是一种淋巴系统增殖性疾病，因此仍属于恶性疾病性质。大颗粒淋巴细胞白血病分为 T 细胞大颗粒淋巴细胞白血病、NK 细胞慢性淋巴增殖性疾病和侵袭性 NK 细胞白血病。其中，T 细胞大颗粒淋巴细胞白血病最为常见，占 85% 以上，且更易合并纯红细胞再生障碍性贫血（PRCA）。大颗粒淋巴细胞白血病相关纯红细胞再生障碍性贫血的患者，可合并淋巴细胞增多、肝脾淋巴结肿大及其他自身免疫性疾病（如类风湿关节炎、干燥综合征、系统性红斑狼疮等）。需要注意的是，侵袭性 NK 细胞白血病这一类型病情重、病情进展快，可出现高热、黄疸、全血细胞减少、凝血功能障碍、肝肾衰竭等，甚至出现噬血细胞综合征及多器官功能衰竭。

4 铁粒幼细胞贫血是什么？

铁粒幼细胞贫血是由不同病因引起的血红素合成障碍和铁利用不良所致的一组异质性疾病，以骨髓中出现环形铁粒幼细胞为特征，伴有无效红细胞生成，血清铁和组织铁水平增加，其临床表现为小细胞低色素贫血。可分为遗传性铁粒幼细胞贫血和获得性铁粒幼细胞贫血。后者又分为原发性和继发性铁粒幼细胞贫血，原发性铁粒幼细胞贫血又分为骨髓增生异常综合征引起的环形铁粒幼细胞增多和非骨髓增生异常综合征性质的铁粒幼细胞贫血。由此可见，铁粒幼细胞贫血背后的病因有很多种。这种贫血是不缺铁的，其诊断需要做骨髓穿刺。

治疗方面，首先明确有无药物、肿瘤性疾病，自身免疫性疾病等继发因素，去除病因；其次针对非骨髓增生异常综合征性质的原发性铁粒幼细胞贫血，部分患者对大剂量维生素 B_6 治疗有效，属于典型的花小钱治大病；还有的患者加用免疫抑制剂（如泼尼松）及促红细胞生成素后有效。对于骨髓增生异常综合征伴环形铁粒幼细胞增多的患者，需要根据骨髓增生异常综合征的治疗原则进行，其中一部分患者也对上述治疗方法有效。值得一提的是，有一种针剂叫罗特西普，对骨髓增生异常综合征合并环形铁粒幼细胞增多的患者疗效比较好。

第九章

自身免疫性溶血性贫血

1. 什么是自身免疫性溶血性贫血？

贫血三大原因之一为红细胞破坏增加，即溶血性贫血。溶血性贫血又分为获得性和遗传性。获得性溶血性贫血很大一部分即为抗体介导的溶血性贫血，临床上称作自身免疫性溶血性贫血（AIHA）。自身免疫性溶血性贫血是由于机体免疫功能紊乱、产生自身抗体、红细胞破坏加速（溶血）超过骨髓代偿时发生的贫血。

2. 自身免疫性溶血性贫血是因为免疫力低下吗？

自身免疫性溶血性贫血发病是由机体免疫功能紊乱造成的，不是因免疫力低下造成的，因此没必要服用"增强机体免疫力"的药物或者保健品。但是后续的治疗药物多为抑制机体免疫的药物，导致患者在治疗期间感染风险较正常人要高，在此期间应避免劳累、注意饮食卫生、避免到人群聚集的地方，仍然不建议刻意使用增强机体免疫力的药物。

3. 什么是自身抗体？

首先要声明，抗体不是坏东西。抗体是人体正常免疫力的重要组成部分。它可以识别与中和外来有害物质（如细菌、病毒等）。但是，种种原因使机体免疫功能紊乱，产生了针对自身细胞的抗体，造成"大水冲了龙王庙，一家人不认识一家人"的尴尬局面。具体到自身免疫性溶血性贫血，那就是体内产生针对红细胞的自身抗体，将红细胞当作外来有害物质进行破坏从而造成溶血。

4 冷抗体、温抗体是不是指抗体温度不一样？

温与冷指的是自身抗体与红细胞结合所需的最适温度。自身免疫性溶血性贫血依据自身抗体与红细胞结合所需的最适温度分为温抗体型（wAIHA）、冷抗体型（cAIHA）和温冷抗体混合型（mAIHA）。温抗体自身抗体与红细胞最佳结合温度为37℃，冷抗体自身抗体与红细胞最佳结合温度为0～5℃。所以，有些自身免疫性溶血性贫血患者经常在寒冷季节发病。另外，冷抗体自身免疫性溶血性贫血患者常常继发于其他疾病，如感染、自身免疫病、B细胞淋巴瘤或其他实体肿瘤。医生在诊治期间会完善相关检查了解有无上述继发因素。

5 库姆试验是什么试验？

库姆试验是诊断自身免疫性溶血性贫血的重要依据。该试验能检测体内有无针对红细胞的自身抗体；但是库姆试验阴性并不能排除自身免疫性溶血性贫血。库姆试验是Coombs

试验的音译。Coombs 是发明该试验的国外科学家。该试验又被称为抗人球蛋白试验，包括直接和间接抗人球蛋白试验。直接抗人球蛋白试验检测红细胞膜表面的自身抗体，间接抗人球蛋白试验检测血清中的游离抗红细胞膜抗体。

此外，怀疑自身免疫性溶血性贫血的患者还需要做冷凝集素试验检测血清中有无冷凝集素。它是 IgM 型冷抗体，与红细胞最佳结合温度为 0～5℃，也是诊断是否为冷抗体型自身免疫性溶血性贫血的重要依据。

6 自身免疫性溶血性贫血患者的窘境：贫血却合不上血，怎么办？

要想明白这个问题，我们必须了解交叉配血试验。输血前需要在血型鉴定的基础上，通过交叉配血试验进一步证实受血者和供血者之间不存在血型不合的抗原 - 抗体反应，以保证受血者的输血安全。交叉配血试验包括主试验和副试验两种。前者用受血者血清与供血者红细胞悬液做试验，以发现受血者血清中是否含有与供血者红细胞反应的抗体，又称直接配合或主侧配合。后者则用供血者血清与受血者红细胞做试验，以发现供血者血清中是否有不合抗体，又称间接配合。交叉配血的两侧均无凝集反应，为配血相合，可以输血。

自身免疫性溶血性贫血患者的红细胞表面和（或）血清中存在自身抗体，交叉配血难度增加，同种抗体致溶血性输血反应的危险增大，因此应尽量避免或者减少输血。但是对于溶血速度过快、血红蛋白水平过低、重要脏器功能已经出现不耐受的患者还是需要输血的，而自身免疫性溶血性贫血急性发作时大多数存在交叉配血不完全相合的情况。这是急性重症自身免疫性溶血性贫血在治疗初期往往面临的窘境——贫血却合不上血。此时，一方面医生会用药物积极地控制溶血，另一方面会不断送检交叉配血试验。即使交叉配血反应阳性，医生也会在严重贫血与可能的输血不良反应之间进行权衡后给予患者输注红细胞。虽然大部分情况下患者均能顺利闯关，但是也有少部分患者会发生严重的输血反应，甚至危及生命。

7 自身免疫性溶血性贫血容易复发吗？

是的。目前为止自身免疫性溶血性贫血仍然是一种较难治愈的疾病。仅有不足 1/3 的患者经历一线糖皮质激素治疗后可以达到无须治疗的临床缓解。多数患者容易在治疗过程中出现病情反复或药物依赖现象。因此，此类患者需要应用二线甚至三线方案规律治疗才能取得临床缓解。

8 自身免疫性溶血性贫血需要治疗多久，什么时候才能停药？

大部分自身免疫性溶血性贫血患者会发展为慢性疾病，

需要长期治疗和管理。不同用药方案的治疗周期有所不同，如应用糖皮质激素治疗有效后仍需近6个月减停用药。一线使用糖皮质激素6个月后停药观察；如果血红蛋白仍不能维持100克/升，考虑到糖皮质激素长期使用弊大于利，不建议多次、反复使用糖皮质激素，而尽快转化使用二线、三线治疗药物。冷抗体型自身免疫性溶血性贫血患者对糖皮质激素疗效差（＜20%有效），而单药治疗利妥昔单抗有效率约为50%，因此冷抗体型自身免疫性溶血性贫血的一线治疗是以利妥昔单抗为主的多药联合方案，比如联合针对B淋巴细胞的分子靶向抑制剂。

总之，遵循医嘱，规范治疗才能获得最佳疗效。治疗期间，患者及其家属应多和医生沟通、定期复查、合理处理药物不良反应。若疾病症状改善，医生根据指标调整药物剂量，患者一定不要随意自行减量或者停药。

第十章

血液系统罕见病

1 什么是罕见病？

我国罕见病患者群体大概有 2 000 万人，可以说罕见病不罕见。那么，医学上是如何定义罕见病的？医学上定义罕见病，其实是对罕见病的发病率进行定义的。发病率在不同的国家、不同的地区以及全球都有不同的定义。但是，罕见病的"罕见"是相对常见病而言，实际上是比我们日常的常见病、多发病发病率低，聚集于一个少量人群中的一组疾病。

世界卫生组织对于罕见病的定义是患病人数占总人口的 0.65‰～1‰ 的疾病或病变。在全球其他地方也有针对患病者的总体人数进行定义的，比如以总体国家的患病人数低于 30 万人，低于 10 万人或者低于 50 万人来定义罕见病。不同国家的定义标准实际上是不一样的，更多的国家是基于世界卫生组织制定的基本标准，或者基于各个国家医疗的可及性、医疗资源的充分程度以及人口的医疗健康总体发展水平，来确定一个罕见病的定义。这样能够更好地来配合整个政策、医疗、患者服务等多方面的资源，更好地为罕见病群体来进行服务。

基本上，任何一个我们能想到的对人体非常关键的组织器官，都有可能对应着罕见病的发病类型。所以，罕见病需要"具体问题具体分析"。罕见病患者作为一个特殊的群体，为我们提供的是一种独特的疾病治疗、诊断以及了解疾病发展机制的一个特殊的角度。但是，从这个角度出发研发出来的新的治疗方法、新的治疗药物、新的治疗手段，通常不仅仅局限在这样一个单独的罕见病群体，还可以会集更多、更广泛的人群。

2 哪些血液病属于罕见病？

每年二月的最后一天，是国际罕见病日。2018年和2023年，国家卫生健康委等部门联合发布了《第一批罕见病目录》及《第二批罕见病目录》。这标志着我国在罕见病保障领域迈出了里程碑式的一步。罕见病目录的出台，有效促进了我国罕见病诊疗诊治工作进展，为罕见病药品纳入医保目录做了"铺路石"，为罕见病患者降低个人负担送来了"及时雨"。那么，有哪些血液系统疾病收录在罕见病目录中了呢？

它们包括卡斯尔曼病、先天性纯红细胞再生障碍性贫血、埃德海姆切斯特病、范科尼贫血、戈谢病、血友病、朗格汉斯细胞组织细胞增生症、尼曼-皮克病、阵发性睡眠性血红蛋白尿症、POEMS综合征、原发性轻链型淀粉样变、重症先天性粒细胞缺乏症、镰刀型细胞贫血病、湿疹血小板减少伴免疫缺陷综合征、获得性血友病、冷凝集素病、先天性凝血因子Ⅶ缺乏症、皮肤T细胞淋巴瘤、家族性噬血细胞性淋巴组织细胞增生症、血小板无力症、真性红细胞增多症、原发性骨髓纤维化、地中海贫血（重型）、血栓性血小板减少性紫癜、血管性血友病Ⅲ型、华氏巨球蛋白血症、淋巴浆细胞淋巴瘤。

第十一章

阵发性睡眠性血红蛋白尿症

1 阵发性睡眠性血红蛋白尿症是恶性病吗？会遗传吗？

阵发性睡眠性血红蛋白尿症（PNH）是一种由于体细胞 X 染色体上 PIG-A 基因突变导致的获得性造血干细胞克隆性疾病。该病有三大临床表现：发作性血管内溶血、骨髓造血功能衰竭和静脉血栓形成。阵发性睡眠性血红蛋白尿症并不是一种恶性病，而是一种良性克隆性疾病。它的基因突变是后天获得的，不是先天遗传。它的突变存在于体细胞而不是生殖细胞，因此理论上也不会遗传给后代。

虽然 PNH 是一种良性克隆性疾病，但中国 PNH 患者整体生存率仍然较差，10 年总生存率（OS）与国外多年前水平类似。此外，PNH 常伴有许多并发症，如几乎所有患者都有疲劳、贫血相关症状，2/3 的患者会有肾功能不全及呼吸困难，将近一半的男性患者存在勃起功能障碍等。这些导致患者整体生活质量较差。

2 PIG-A、GPI、GPI-AP、CD55、CD59、MAC 这些都代表什么？

阵发性睡眠性血红蛋白尿症多发于 30～40 岁的年轻人。这部分患者具有足够的能力从网络等途径获得关于该病的知识，甚至有的患者能够通过阅读有关英文文献，向医生提出的问题更加专业。有一些患者甚至愿意和医生交流 PNH 发病机制等话题。提到发病机制，PIG-A、GPI、GPI-AP、CD55、CD59、MAC 这些英文缩写都很重要。它们之间有什么关系呢？

  由于体细胞位于 X 染色体上的 PIG-A 基因发生突变，导致 PIG-A 基因的产物糖基转移酶合成障碍，进而使部分或完全血细胞膜糖基磷脂酰肌醇（glycophosphatidylinositol，GPI）锚合成障碍，造成血细胞表面 GPI 锚链蛋白（GPI-AP）缺失。其中就包括 CD55 和 CD59——前者又称衰变加速因子，后者又称反应性溶血膜抑制物。它们的存在能够抵抗补体介导的细胞溶解。但是在 PNH 患者，由于血细胞表面缺少了 CD55 和 CD59 等锚链蛋白，补体 C5-C9 形成的膜攻击复合物（MAC）便可以破坏血细胞。由于 PIG-A 基因突变是发生在造血干细胞水平，PNH 患者的红细胞、粒细胞和单核细胞也存在锚链蛋白的缺失，所以 PNH 患者可以出现全血细胞减少。

  GPI 锚蛋白和锚链蛋白的关系犹如图钉和画的关系：由于某些原因图钉坏了，所以钉不住画了，画便掉了。所以，PNH 患者 CD55、CD59 的缺失不是因为 CD55、CD59 出问题了，而是将它们连接在血细胞上的锚蛋白出问题了。

3 血红蛋白尿是不是血尿？

PNH 主要临床表现为溶血、血栓形成和骨髓衰竭。全身症状（疲倦、嗜睡、乏力、周身不适）在病程中表现明显，而仅 1/4 的患者以夜间血红蛋白尿为主，这是 PNH 非常具有代表性的临床表现。血红蛋白尿呈酱油色、可乐色或浓茶色。PNH 溶血发作时，破碎的红细胞会释放出大量的血红蛋白。如果到达肾脏的游离血红蛋白量超过其过滤能力，血红蛋白会进入尿液，表现为血红蛋白尿。尽管基本上所有的 PNH 患者都会有血红蛋白尿，但只有 1/3 的患者出现过肉眼可见的血红蛋白尿。所以，这也是很多 PNH 患者被延迟诊断的原因。

血尿是由于尿液中含有过多的红细胞而导致的。血尿又分为肉眼血尿和镜下血尿。后者通过尿常规可以检测出来，尿常规会显示红细胞明显增多。这些红细胞可能是肾小球来源和非肾小球来源，两者可以通过尿相差镜检鉴别。肉眼血尿的颜色就像洗肉水一样。如果血尿严重，就像是洗肉水的头几水。血尿多见于泌尿系感染、尿路结石、膀胱病变等。

简单从外观上看，酱油色、可乐色或浓茶色的为血红蛋白尿，洗肉水样的为血尿。

4 阵发性睡眠性血红蛋白尿症会在睡觉的时候一阵阵发作吗？

阵发性睡眠性血红蛋白尿症（PNH）这一术语是在对该病认知有限的情况下命名的，随后一直沿用。既然PNH有血管内溶血发作也不一定都能出现肉眼可见的血红蛋白尿，为何病名会用"阵发性""睡眠性"来描述疾病呢？因为在19世纪疾病发现之初，国外科学家发现PNH患者睡眠时呼吸频率减慢，二氧化碳和乳酸聚集使得血浆酸化容易导致PNH溶血发作，出现血红蛋白尿，而且肉眼可见的血红蛋白尿也不是时刻都会出现，所以1925年就确定了"阵发性睡眠性血红蛋白尿症（PNH）"的疾病名，并在20世纪90年代明确了"PIG-A突变导致的GPI锚蛋白缺失是阵发性睡眠性血红蛋白尿症的病因"。但是，随着现代医学的发展以及对疾病认识的深入，我们发现PNH患者其实始终处于持续性溶血状态，"阵发性"指阵发性加重，而且也不只是在夜间会发作，一旦遇到感染、应激或压力增大等情况，溶血现象可能就会加重。在临床上，医生仍会让PNH住院患者每天用透明容器收集晨尿，通过观察尿色了解溶血发作情况。

5 阵发性睡眠性血红蛋白尿症作为一种血液系统疾病，为何会引起诸多器官不适？

阵发性睡眠性血红蛋白尿症（PNH）患者的不适除了溶血引起的血红蛋白尿，以及贫血导致的不适症状，平时还会感到吞咽困难、吞咽疼痛、腹痛等不适；有的患者还存在男性勃起功能障碍、静脉血栓的病史。静脉血栓常发生在少见部位（如肝静脉或其开口以上的下腔静脉阻塞引起的布-加综合征、肠系膜、脑静脉等），这些可能会使 PNH 的临床表现更加复杂。为何一种血液系统疾病会出现这些表现呢？

PNH 的核心表现为补体介导的血管内溶血，溶血会使血红蛋白释放到血浆中。游离血红蛋白与一氧化氮（NO）反应，从而消耗 NO。NO 消耗会导致平滑肌收缩、血管收缩、炎症、血小板激活和聚集、血液高凝状态和白细胞激活以及内皮细胞激活。这些变化便会造成血栓形成、肺动脉高压、慢性肾脏疾病、腹痛、吞咽困难和男性勃起功能障碍等表现。另外，患者长期输血会造成铁过载，也会引起多脏器功能损害的表现。还有的患者由于血源紧张等原因不能及时输血对症，长期处于重度贫血的状态，对心脏造成了不可逆的损伤，就会出现心脏不舒服的表现。

讲了这么多，大家应该对阵发性睡眠性血红蛋白尿症的症状有了更深入的认识。虽然它是一种血液疾病，但是由于长期的溶血发作，会造成很多的并发症，出现从头到脚的不舒服也就不足为奇了。夜间血红蛋白尿仅发生在一小半的PNH患者中，没发生血红蛋白尿不代表没有溶血。所有这些并发症，一个或者多个叠加会严重影响患者生存期和生活质量。

6 为什么说阵发性睡眠性血红蛋白尿症患者不止贫血那么简单？

阵发性睡眠性血红蛋白尿症（PNH）的全球年标化发病率仅为1.3/100万，已纳入我国《第一批罕见病目录》。在我国，PNH的确切发病率尚未有流行病学数据。该疾病患者多为青壮年。国内外相关研究显示，20～40岁患者约占77%，男女都有患病的概率。《中国阵发性睡眠性血红蛋白尿症（PNH）患者生存状况白皮书》调研样本覆盖全国26个省、自治区及直辖市，数据来自329份有效调查问卷。数据显示，在329名受访者中，首次出现PNH相关症状的中位年龄在25岁，最常见的症状包括血红蛋白尿（63.8%），由贫血带来的疲乏、心动过速、呼吸短促、头痛（61.1%）；其他常见症状包括黄疸（如巩膜和皮肤变黄）、全血细胞减少及骨髓造血功能衰竭，腹痛、背痛、勃起功能障碍等；超七成受访者首次发病即数症并发。

受访者中，接近四成的受访者在过去1年因PNH平均缺勤或请假71.5天，42.6%的受访者曾经因PNH失业。

在治疗方面，超过 90% 的患者采用以对症支持治疗为主的药物治疗，超过 60% 的患者经历了输血。往返医院输血、血源紧张等问题，为阵发性睡眠性血红蛋白尿症患者治疗带来了极大困扰。

7 什么叫阵发性睡眠性血红蛋白尿症克隆？如何检测？

医生在向阵发性睡眠性血红蛋白尿症（PNH）患者交代病情时常常会提到"阵发性睡眠性血红蛋白尿症克隆"这个词。PNH 患者的血细胞存在 GPI 锚蛋白缺陷（包括红细胞、粒细胞、淋巴细胞等）。这些 GPI 缺失的细胞称作阵发性睡眠性血红蛋白尿症克隆。它通常用百分数的形式表示，即 GPI 缺失的细胞占所有细胞的百分比。

由于流式细胞计量术（FCM）可以检测不同血细胞群体 GPI 锚链蛋白及锚蛋白的缺失、精确量化阵发性睡眠性血红蛋白尿症克隆的大小及其特性，同时对阵发性睡眠性血红蛋白尿症小克隆的检出具有较高的灵敏度，成为当前阵发性睡眠性血红蛋白尿症克隆检测的金标准。

进行阵发性睡眠性血红蛋白尿症克隆检测使用的标本是外周血。检测的细胞是外周血的红细胞以及粒细胞，检测的锚链蛋白是 CD59。如果患者近期有输血史或者有溶血发作，会导致影响锚链蛋白缺失的红细胞的检测结果，而粒细胞不受上述因素的影响，所以此时粒细胞的检测结果更加可信。

为何选择 CD59 而不是 CD55 呢？因为 CD59 敏感度要高于 CD55。CD59 一粒细胞可最早被检出，有早期诊断价值，且不受输血影响。但是 PNH 红细胞可根据表面 CD59 的缺乏程度分为三型：Ⅰ型（补体敏感度正常）、Ⅱ型（中度敏感）、Ⅲ型（高度敏感）。临床溶血程度主要取决于Ⅲ型红细胞的多少。

8 什么是 Flaer？

Flaer 是荧光标记的气单胞菌溶素前体变异体（fluorescein-labeled proaerolysin variant）的英文缩写。Flaer 可以直接与 GPI 锚进行结合，不会像野生型前气单胞菌溶素那样造成细胞溶解死亡，这个变异体身上还被印上了荧光标记。这样便可以通过流式细胞计量术检测 Flaer 的荧光强度，了解某类细胞上的 GPI 锚蛋白是不是出了问题；Flaer 作用于所有 GPI 蛋白，不会因细胞表达 GPI 蛋白种类和数量的不同造成误差。因此，通过流式细胞计量术检测 Flaer 是直接检测 GPI 锚蛋白的方法。同传统的检测 CD55、CD59 相比，Flaer 对检测微小阵发性睡眠性血红蛋白尿症克隆非常敏感，且不受输血和溶血的影响。对一些临床上高度怀疑，而 CD55、CD59 检测不能确诊的病例，可以结合 Flaer 检查，获得明确诊断。应用 Flaer 分析方法诊断并监测 PNH 患者，可精确分出Ⅱ型、Ⅲ型细胞，为判断病情轻重提供依据，有助于阵发性睡眠性血红蛋白尿症患者疾病进展和疗效的判断。对于长期应用免疫抑制治疗的血细胞减少患者，尤其是再生障碍性贫血、骨髓增生异常综合征等疾病，Flaer 可监测其是否发生克隆性改变以及尽早发现病情变化。应用 Flaer 直接检测 GPI 蛋白，有助于真正的阵发性睡眠性血红蛋白尿症和部分免疫性血细胞减少症患者的鉴别，明确真正的 GPI- 细胞，而非自身抗体覆盖细胞膜锚链蛋白的假性阵发性睡眠性血红蛋白尿症克隆，即可用于"真""假"锚链蛋白缺失的鉴别。

9 我国阵发性睡眠性血红蛋白尿症患者生存情况究竟如何？

2019 年天津医科大学总医院血液内科统计了我国阵发性睡眠性血红蛋白尿症患者 10 年生存率为 70.77%。也就是说，阵发性睡眠性血红蛋白尿症（PNH）作为一种良性的克隆性疾病 10 年的死亡率竟接近 30%。发达国家 2021 年的数据显示，由于有了第一代 C5 补体抑制剂，其患者 20 年生存率可达 82%。我国 PNH 患者生存情况之所以不乐观，是因为 2022 年底之前，该病患者一直处于无药可医状态，91.3% 的患者接受以对症支持治疗为主的药物治疗。虽然 PNH 是良性疾病，但患者青壮年发病，因为没有"特效药"，很多人丧失了劳动能力，甚至因为各种并发症死亡。因此，药物的差距导致我国 PNH 患者与国外患者生存时间的鸿沟。

PNH 作为一种罕见病，"有药可医"是罕见病患者和医生最大的诉求。对 PNH 患者而言，C5 补体抑制剂（C5i）是让 PNH 患者免受无药之苦的"特效药"。虽然一代 C5i 依库珠单抗晚国外15年才在我国面世，但是已于2024年进入医保，大大降低了患者的治疗成本，让我国阵发性睡眠性血红蛋白尿症患者也迈入了补体抑制剂治疗的新时代。

10. 为什么说补体C5抑制剂不能治愈阵发性睡眠性血红蛋白尿症，但可以改善其生存状况？

依库珠单抗作为全球首个C5补体抑制剂为阵发性睡眠性血红蛋白尿症（PNH）患者带来了希望与曙光。依库珠单抗早在2007年3月16日已被美国食品药品管理局（FDA）批准用于治疗阵发性睡眠性血红蛋白尿症，但是由于价格过于昂贵等，一直到2022年底才在我国上市，于2024年1月纳入医保，彻底解决了几乎所有的罕见病都面临的三个问题——病有所医、医有所药、药有所保，我国PNH患者的新时代真正来临。

我们已经知道PNH是由于补体在红细胞外被激活形成C5b-7，然后结合到红细胞膜上再与C8及C9作用形成C5b-9（即膜攻击复合体）。由于红细胞表面缺乏某些锚蛋白，如C3转化酶衰变加速因子（DAF）（可阻止C3转化酶的形成），因而大量C3转化为C3b进而形成C5b，以致C5b-9破坏红细胞膜导致溶血。依库珠单抗是一种人源化的针对C5补体的单克隆抗体，通过与C5补体结合来阻断C5分解为C5a和C5b，阻断炎症因子C5a的释放及C5b-9的形成。所以，C5单抗，包括我们后文将要提到的其他补体的抑制剂以及各种补体因子的抑制剂，都不能达到消除阵发性睡眠性血红蛋白尿症克隆的目的，而是阻止补体系统对阵发性睡眠性血红蛋白尿症克隆的破坏去减轻体内溶血。因此，使用"特效药"并不能治愈 PNH，体内阵发性睡眠性血红蛋白尿症克隆还是存在的。

虽然我国一代 C5i 比国外晚 15 年才面世，但是国外 15 年完善的数据资料为我国的血液科医生及阵发性睡眠性血红蛋白尿症患者提供了更多的用药经验。尤其是 2022 年底国际阵发性睡眠性血红蛋白尿症注册研究 15 年随访数据发表，更是在真实世界中检验了依库珠单抗长期的安全性和有效性。研究显示，依库珠单抗可以降低因溶血引起的输血依赖、血栓栓塞、肾衰竭和肺动脉高压等阵发性睡眠性血红蛋白尿症器官损害的风险。同时，依库珠单抗显著改善疲劳、呼吸困难、肾脏损害等症状，改善生活质量。长期使用依库珠单抗可将生存率提高至同一年龄组一般人群的水平。依库珠单抗不是一种治愈性治疗，但可以提高生存率。长期依库珠单抗治疗也具有良好的安全性，可显著降低并发症和死亡风险。

11 阵发性睡眠性血红蛋白尿症患者未来会有更多的治疗选择吗？

随着国家对罕见病人群的日益重视，越来越多治疗阵发性睡眠性血红蛋白尿症（PNH）的新药被纳入国家药监局优先审批药物，并且还有很多为提升我国 PNH 患者的诊疗不遗余力的专家学者在积极推进新药的临床研究及上市申请。

第一代 C5 补体抑制剂在国外已上市 10 余年。由于需要两周一次静脉给药且不能停药,在长期治疗期间,可能导致 C5 在体内聚积,11%～27% 的患者可能会出现突破性溶血,并且具有特定 C5 突变的患者对依库珠单抗无应答。基于此,新一代 C5 补体抑制剂可伐利单抗应运而生。可伐利单抗是一种新型、靶向 C5 补体的工程化改造单克隆循环抗体。该药可抑制 C5 补体裂解,防止攻膜复合物(MAC)的产生。与传统 C5 补体药物结合表位不同,可伐利单抗具有非常独特的结构设计,半衰期较长,便捷性良好,可使患者实现居家皮下注射。另外,该药在整个给药期间可持续抑制血管内溶血,且对 C5 多态性患者有效。COMMODORE3 研究是一项由天津医科大学总医院牵头进行的仅在中国开展的多中心、单臂Ⅲ期临床研究,探究可伐利单抗治疗 PNH 的疗效与安全性。该研究纳入了 51 例 ≥ 12 岁且当前或既往未经 C5 补体抑制剂治疗的 PNH 患者。研究显示,入组 PNH 患者实现了快速且稳定的溶血控制,51% 的患者血红蛋白稳定不需要输血,仅 2 例患者发生过突破性溶血;治疗后患者疲劳感显著改善。COMMODORE3 临床研究的成功,使得第二代 C5 补体抑制剂可伐利单抗被我国药监局纳入优先审批,有望在国内首发,我国的 PNH 患者很快将迎来更佳的治疗选择。

虽然 C5 补体抑制剂已在多个国家及地区成为 PNH 的标准治疗,然而由于突破性溶血以及 C3 介导的持续性血管外溶血,部分患者经 C5 补体抑制剂治疗后,仍可能出现持续溶血、慢性贫血，无法摆脱输血依赖，伴有疲劳和生活质量受损。因此，目前PNH的治疗仍存在未被满足的临床需求。近端补体B因子是补体旁路途径的关键组分。研究已证实，补体B因子抑制剂可有效控制血管内和血管外溶血，提升血红蛋白水平，使其恢复至正常。近期，补体B因子抑制剂获得美国食品药品监督管理局（FDA）批准用于治疗成人PNH，为PNH患者带来新型治疗选择。此外，补体B因子抑制剂的生物活性支持口服给药，提供了一种更为方便、无痛的替代方法，有利于改善患者的用药体验，提高患者的依从性和生活质量。

总体而言，新的药物为PNH患者带来了更加有效且方便的新选择，让患者有希望回归正常的生活和工作。

第十二章

遗传性血液病

1. 有些贫血会遗传？

在导致贫血的疾病中，有一小部分是由于遗传导致的，虽然发病率没有那么高，但仍然值得被关注、被了解。如先天性骨髓衰竭性疾病。其中，三系造血功能缺陷型主要包括范科尼贫血（FA）、先天性角化不良（DC）、施瓦赫曼-戴蒙德综合征（SDS）等。单纯红系造血功能缺陷的疾病为先天性纯红再生障碍性贫血（DBA）。这些疾病是遗传因素造成的多能干细胞或者红系祖细胞衰竭造成红细胞生成减少。地中海贫血属于由遗传因素引起的珠蛋白生成障碍而导致的红细胞生成减少。遗传性球形红细胞增多症、遗传性椭圆形红细胞增多症及葡萄糖-6-磷酸脱氢酶缺乏（G-6-PD 酶缺乏，俗称蚕豆病）是由于红细胞膜或者红细胞里面的酶有缺陷，生成异常的红细胞被破坏，属于遗传因素造成的红细胞破坏过多导致的贫血。

2. 遗传病常见种类及遗传方式有哪些？

遗传病分为染色体病、单基因病、多基因病及线粒体病。这里讲的遗传性血液病基本上都属于单基因病。

染色体病，又被称为染色体综合征。我们人类共有 46 条染色体，其中含有 44 条常染色体，2 条性染色体（男性为一条 X 染色体，一条 Y 染色体；女性为两条 X 染色体）。因此，染色体病又被分为常染色体病和性染色体病。当遗传物质发生了染色体水平可见的异常，如染色体数目异常（单体、三体），或染色体的结构发生了异常（缺失、重复、倒位、易位等），就会发生染色体病。由于染色体异常常累及多个基因，因此患儿常会出现累及多器官、多系统，伴有五官、内脏等多发畸形。

单基因遗传病是指由于单个基因变异导致的疾病。单基因遗传病的传递方式是按孟德尔法则传至后代的。目前发现的3 000多种单基因遗传病既可发生在常染色体上，亦可发生在性染色体上。等位基因是指一对染色体上相同座位上的基因。当等位基因中只要其中之一发生致病性突变就可导致疾病，则被称为显性遗传；当两个等位基因同时发生致病性突变才能导致疾病时，则被称为隐性遗传。

常染色体显性遗传（AD）是指常染色体的一对等位基因中的一个发生了致病性变异而另一个正常的情况。这种突变可以由父母之一遗传得来，也可能是由生殖细胞（精子或卵子）发生突变所导致。如果父母一方为杂合子（等位基因中有一个是致病性突变），则后代将有50%的发病概率；若父母双方均为杂合子，则后代发病概率上升为75%；若父母一方为纯合子（一对等位基因均为致病性变异），则后代患病概率为100%。

常染色体隐性遗传（AR）是指只有一对等位基因均异常（纯合子或复合杂合突变）时才会发病。当父母均为某基因的致病性变异携带者时（请注意，父母并无症状），则后代患病概率为25%；当父母之一为杂合子，则后代发病率为0；若父母均为纯合子或复合杂合时，则后代发病率为100%。近亲婚配的家庭由于亲缘关系，常大大增加了子女发病率。

伴性X连锁隐性遗传病（XLR）是指致病基因位于X染色体上。以该方式遗传的疾病的主要特点为女性携带，男性患病。女性常为携带者（一条X染色体携带致病性变异），当婚配生育下一代时，子代中的男性有1/2的概率患病；女性不发病，但有1/2的概率是携带者。男性患者只可将X染色体遗传给女儿，其女儿仅为携带者，不发病，但可继续将致病性变异传给下一代。这种称为交叉遗传，呈现出隔代遗传的现象。换言之，如果爸爸是患者，妈妈正常，则女儿100%的概率为携带者，儿子均正常；若妈妈是患者，爸爸正常，则儿子和女儿发病率均为50%；若爸爸、妈妈均为患者，则女儿100%发病，儿子发病率为50%。

伴性X连锁显性遗传病（XLD）女性发病，但由于女性有两条X染色体，故正常较男性轻。若父亲为患者，则后代女儿均患病；若母亲为患者，则儿子和女儿发病率均为50%。

Y染色体很小，基因较少，其遗传特点为仅在男性中传递，女性不发病。Y连锁遗传病极少见。

半显性遗传是指杂合个体不会完全表现出突变等位基因的表型，而是表现出一种介于突变等位基因和正常等位基因之间的表型。也就是说，纯合子症状重，杂合子也有症状但是较轻微。

3 地中海贫血和地中海有什么关系？

地中海贫血简称"地贫",由于早期的患者都有地中海的出生背景,因此称为"地中海贫血"。我国南方(如广东、广西、海南、云南、贵州、江西、湖南、四川、重庆、福建等)一些省、自治区、市和香港、澳门特别行政区及台湾省是地贫的高发地区。成人血红蛋白的主要成分为血红蛋白A,它包含一对α珠蛋白肽链和一对β珠蛋白肽链($\alpha_2\beta_2$)。地中海贫血主要有α和β两类,分别由于α珠蛋白肽链和β珠蛋白肽链基因发生突变导致相应的珠蛋白链合成减少或者缺失,造成无效红细胞生成,发生溶血和不同程度的贫血。地中海贫血属于遗传性的溶血性贫血,呈常染色体隐性遗传,男女患病比率大致相同。

4 β-地中海贫血分为哪些类型？

绝大部分β-地中海贫血患者表现的严重程度取决于其β-珠蛋白基因型。正常个体的β-珠蛋白基因型为βN/βN。

β-地中海贫血个体的表现从轻到重可分为：

(1)静止型β-地中海贫血：基因型为β++/βN,血红蛋白正常,通常仅能通过分子诊断识别。

(2)轻型β-地中海贫血：又称β-地中海贫血特征(β-thalassemia trait,TT),基因型为β0/βN或β+/βN,

表现为小细胞低色素和血红蛋白 A2 值升高。

以上两种个体均无临床症状且无须治疗。

（3）中间型 β-地中海贫血：基因型为 β+/β+ 或 β+/β0，表型变异较大，患者存在轻度到中度的贫血，无须终生依赖输血，但在特殊情况或特定的临床状况下（感染、手术或妊娠等）需要偶尔或间断输注红细胞，又称非输血依赖型地中海贫血（non-transfusion-dependent thalassemia，NTDT）。值得注意的是，中间型 β-地中海贫血的分子基础较为复杂。显性 β-地中海贫血突变的杂合子（βD/βN）、合并 α-地中海贫血突变的 β-地中海贫血突变纯合或复合杂合子（β+/β0 或 β0/β0），以及合并 α-珠蛋白三联体的 β-地中海贫血突变杂合子（β0/βN 或 β+/βN）均可能表现为中间型 β-地中海贫血。

（4）重型 β-地中海贫血：基因型为 β+/β0 或 β0/β0，受累个体有严重的贫血（血红蛋白持续＜70 克/升），终生需定期输血配合规范的去铁治疗才能存活，又称输血依赖型地中海贫血（transfusion-dependent thalassemia，TDT）。

5　α-地中海贫血分为哪些类型？

正常的人体细胞含有 4 个有功能的 α-珠蛋白基因。α-地中海贫血的严重程度与失去功能的 α 基因的数量相关。

1 个 α 基因功能丧失称为静止型 α-地中海贫血，携带者通常无任何症状，仅能够通过基因诊断发现。

2个α基因功能丧失称为轻型α-地中海贫血，携带者无临床表现，血液学检查可见红细胞呈小细胞低色素的特征。

3个α基因功能丧失称为Hb H病，又称中间型α-地中海贫血，患者偶尔需要输血治疗。

4个α基因功能丧失称为Hb Bart's水肿综合征，又称重型α-地中海贫血。

6 为什么说地中海贫血可不只贫血那么简单？

中间型和重型地中海贫血患者除了由于长期的溶血性贫血所产生的贫血症状，在缺乏有效治疗的情况下，还可以出现一系列的并发症，包括肝脾肿大、特殊面容（上颌前突、颧骨隆起、眼距增宽、鼻梁塌陷）、骨质疏松、关节病变、发育滞后、身材矮小、贫血性心脏病等。此外，若输血为配合去铁治疗或者治疗不规范，可导致重要脏器铁沉积，进而导致脏器损伤出现相应的临床表现。

7 产前检查对地中海贫血筛查很重要吗？

调查数据显示，我国重型和中间型地中海贫血患者约有30万人，地中海贫血基因携带者高达3 000万人，广东省和广西壮族自治区地中海贫血基因携带率分别高达10%和20%。近年来，随着人口迁徙和南北通婚日益增多，地中海贫血基因携带者呈现向北蔓延趋势，地中海贫血防控不再局限于南方地区。地中海贫血基因携带者妊娠期发生与贫血相关的产科合并症与并发症的风险增加；若双方均为同型地中海贫血基因携带者，生育重型地中海贫血患儿的风险增加。所以，开展育龄夫妇地中海贫血基因的筛查并对携带者进行规范化管理是控制重型地中海贫血患儿出生和改善母儿健康状况的重要措施。

8 如何在妊娠前或妊娠期筛查地中海贫血？

（1）筛查时机：地中海贫血的筛查应该在妊娠前或在妊娠早期进行。特别是夫妻一方或双方来自具有较高携带风险的种族或地区，应在婚前或计划妊娠前进行地中海贫血和血红蛋白病的筛查。

（2）筛查方法：地中海贫血表现为小细胞低色素性贫血，携带者的筛查可先行血常规、血红蛋白电泳或血红蛋白高效液相色谱检查。血常规是筛查地中海贫血最简单和基础的检查：血红蛋白正常或不同程度下降、$MCV < 82$ 飞升、$MCH < 27$ 皮克提示地中海贫血筛查阳性，需要进一步排查。α-地中海贫血的血红蛋白成分分析多为 $HbA2 < 2.5\%$，β-地中海贫血则 $HbA2 > 3.5\%$。结合血常规和 HbA2 的含量可初步判断是否为地中海贫血携带者以及携带的类型。

（3）诊断方法：如夫妻双方或一方为可疑地中海贫血基

因携带者，应进一步进行基因检测以明确诊断和分型。为避免漏诊，建议有条件者同时进行 α-地中海贫血和 β-地中海贫血基因检测（尤其是 HbA2 升高者）；仅为 MCV＜82 飞升和（或）MCH＜27 皮克，也应进行地中海贫血基因检测，并同时检测血清铁蛋白，排除缺铁性贫血。

9 地中海贫血治疗有哪些新方法？

规范性输血和去铁治疗仍然是维持输血依赖型地中海贫血患者生存的主要方法；造血干细胞移植是目前临床根治的唯一方法；基因治疗及新药是地中海贫血治疗领域发展的新手段。

地中海贫血是单基因遗传性疾病，是基因治疗的理想对象。目前 β-地中海贫血的基因治疗可分为基因替代疗法和基因编辑疗法两种。基因替代疗法是采用慢病毒载体将正确的 β-珠蛋白基因导入患者造血干细胞，并回输给患者，达到提升 β-珠蛋白表达，促使 HbA 生成的目标。基因编辑疗法可改善患者贫血状况，然而，目前基因治疗临床经验有限，需要更多的临床数据和大规模试验来证明基因治疗是一种安全和治愈性的治疗方法。

罗特西普是一种晚期红细胞成熟剂，可促进 β-地中海贫血患者骨髓内幼红细胞向晚期红细胞分化成熟，适用于治疗需要定期输注红细胞且红细胞输注≤15 单位/24 周的≥18 岁 β-地中海贫血成人患者（境外临床研究中 1Hb 红细胞指

200～350毫升浓缩红细胞，应根据我国的临床实践进行换算）。罗特西普常见不良事件包括一过性骨痛、关节痛、眩晕、高血压和高尿酸血症，大多数为轻中度。

10 地中海贫血会影响寿命吗？

静止型和轻型地中海贫血不影响寿命。中间型 α- 地中海贫血平均发病年龄 4～14 岁，贫血严重程度差异很大，发病时间越早则病情越严重，除少数严重病例外，生长发育基本正常；重型 α- 地中海贫血基本不能存活至出生。中间型 β- 地中海贫血多在儿童期开始出现不同程度贫血，部分患儿靠定期输血来维持生命，可存活至成年；重型 β- 地中海贫血出生 6 个月后贫血进行性加重，每月需要输血和去铁治疗——若不积极治疗一般存活不到成年。但是随着新药的出现以及基因疗法的成熟，相信地中海贫血患者的生活质量和长期生存也会得到改善。

11 遗传性球形红细胞增多症患者为什么会贫血？

正常成熟的红细胞中间凹陷，四周凸起，呈独特的双凹圆盘状。该种结构表面积大，容易变形，因而能够通过比它直径小得多的脾脏微循环结构。如果红细胞膜蛋白结构或功能有了缺陷，使红细胞变成了球形。由于表面积减少，变形能力减弱，而脆性随之增加，穿越脾脏毛细血管时就变得很困难，容易被脾脏破坏。红细胞破坏增多，便导致溶血性贫血。

遗传性球形红细胞增多症是一种先天性红细胞膜骨架蛋白异常所致的遗传性溶血性贫血，以贫血、黄疸（间接胆红素血症）、脾大为主要特征，常见并发胆石症、溶血、再生障碍危象，临床表型具有明显异质性，从无明显临床症状的轻症到高度依赖输血的重症均有出现。

12 遗传性球形红细胞增多症患者有哪些表现？

遗传性球形红细胞增多症的本质属于溶血性贫血，因此会有溶血的临床表现，如黄疸，以及长期血管外溶血造成的脾大、胆结石；此外，还有贫血症状。这些症状不一定同时存在。有的成年患者由于胆结石或者脾大会去外科就诊，有的患者由于皮肤黄染就诊于消化科。加之这个病比较罕见，很容易被漏诊。

遗传性球形红细胞增多症在任何年龄均可发病，临床表现轻重不一，从无症状至危及生命的贫血。25%的遗传性球形红细胞增多症症状轻微，虽然有溶血，但由于骨髓红系代偿性增生，一般无贫血，无或轻度黄疸，无或轻度脾大——这类患者仅在进行家族调查或由于某种诱因加重红细胞破坏时才被发现。最常见的诱因为感染。持久的重体力活动也可加重溶血，原因为运动增加脾血流量。约2/3的遗传性球形红细胞增多症具有轻度或中度贫血、中度脾大和间歇性黄疸；极少数的患者可发生危及生命的溶血，需要定期输血，生长发育和骨骼发育也可受影响。黄疸在新生儿期是最常见的临床表现（发生率约为50%）。成人遗传性球形红细胞增多症中30%～50%可追溯到出生后第一周内曾有黄疸病史。

13 遗传性球形红细胞增多症有哪些遗传方式？

与某些遗传病简单的遗传方式相比，遗传性球形红细胞增多症的遗传方式确实有些复杂（见表1）。遗传性球形红细胞增多症由于红细胞膜异常的类型差异和遗传方式的差异，在临床上表现出很大的不同，具有明显的异质性特征。遗传性球形红细胞增多症的遗传方式有常染色体显性遗传、常染色体隐性遗传和新生突变等类型。常染色体显性遗传纯合子患者溶血最严重，常发生致命性溶血性贫血，临床上极其少见；杂合子患者表现为轻度至中度溶血性贫血，部分患者无溶血性贫血。常染色体隐性遗传患者的溶血症状常比常染色体显性遗传杂合子患者严重。

遗传性球形红细胞增多症表型具有高度可变异性，还可能伴有其他常见的血液或黄疸相关遗传病，从而使得临床表现和相关指标更加难以鉴别诊断。因此，对于遗传性球形红细胞增多症患者，尤其是症状不典型的儿科患者，需要结合临床指标、常规检测及基因检测、家族史等各个方面综合评估,遵循科学的诊疗思路,预防严重的不良结局,并对患者家庭其他成员的遗传风险和生育风险有更加充分地了解。

表 1 遗传性球形红细胞增多症相关的致病基因

致病基因	编码蛋白	遗传模式	临床症状	病例占比
ANK1	锚蛋白	AD	轻度到中度	40% ~ 50%
		AR	中重度到重度	
SPTB	β 收缩蛋白	AD	轻度至中度	15% ~ 30%
		AR	重度	
SPTA1	α 收缩蛋白	AR	中度	20% ~ 35%
SLC4A1	带 3 蛋白	AD	轻度到重度	< 5%
		AR	重度	
EPB42	4.2 蛋白	AR	轻度到中度	< 5%

14 遗传性球形红细胞增多症需要切脾吗?

遗传性球形红细胞增多症根据不同的临床表现可以分为无症状携带者、轻型、中型(典型)、重型(见表 2)。

表 2 遗传性球形红细胞增多症分型

分类	无症状携带者	轻型	中型	重型
血红蛋白(克/升)	正常	110 ~ 150	80 ~ 120	60 ~ 80
网织红细胞(%)	正常	3 ~ 6	> 6	> 10

续表

分类	无症状携带者	轻型	中型	重型
总胆红素（微摩尔/升）	<17	17～34	>34	>51
单个红细胞含有的收缩蛋白数（%）	100	80～100	50～80	40～60
脾切除	不需要	在青少年期通常不需要	必须，择期进行	必须，尽量在6岁以后进行

遗传性球形红细胞增多症患者是否切脾取决于患者的临床症状是否严重。切脾实际上只是对症处理，只是将球形红细胞破坏的场所摘除从而减轻溶血及相关症状，球形红细胞依然存在。脾脏作为人体的正常器官肩负着许多重要的功能。脾切除后的感染、血小板增高等不良反应也是需要权衡的因素。

15 什么是"蚕豆病"？

葡萄糖-6-磷酸脱氢酶（G-6-PD）缺乏症最初由食用蚕豆导致急性溶血而引发关注。20世纪初意大利南部地区先期报道，称该病为"Favism"。我国杜顺德教授于1952年首次报告该病例，正式将病名译为"蚕豆病"。G-6-PD缺乏症是由于红细胞膜的G-6-PD缺陷，使得维持红细胞膜稳定性的还原型谷胱甘肽生成减少而不能抵抗氧化损伤，最终导致红细胞破坏并溶血的一种遗传病。部分重型患者可引起新生儿期重度高胆红素血症，或在特定条件下（氧化应激、食物或药物）诱发非免疫性溶血，危及生命。

G-6-PD缺乏症主要分布于东南亚、非洲、中东和地中海沿岸，全世界约4亿人口受累，男性多于女性。我国G-6-PD缺乏症的分布呈南高北低趋势，广东、广西、海南、云南、贵州等地区人群患病率高；随着人口流动，患病率较低的地区也呈现增高趋势。

16 "蚕豆病"为何多见于男孩？

G-6-PD缺乏症属X连锁不完全显性遗传病，男性患者为半合子，只有一条X染色体，因此酶活力缺乏表现明显，发生溶血的概率高。另外"蚕豆病"属于遗传性疾病，且多种氧化性的食物、药物、感染、应激均能诱发G-6-PD缺乏症患者溶血，所以患者发病年龄小，临床上尤其以10岁以下男孩多见。女性有两条X染色体，女性杂合子的另一X染色体等位基因正常，通常溶血代偿良好而无贫血，但是酶活力显著减低时也可表现临床症状；女性纯合子多有严重的溶血表现。所以，男性半合子和女性纯合子肯定存在G-6-PD缺乏，女性杂合子不一定存在G-6-PD缺乏。G-6-PD活性检测能够检出绝大多数男性半合子和女性纯合子的G-6-PD缺乏症；但女性杂合子，尤其是酶活性位于切值附近，需通过基因诊断来明确。

17 G-6-PD 缺乏症患者溶血症状为何有轻有重？

有的患者表现为急性溶血症状：最典型的症状是短期内出现贫血、疲倦、酱油尿。也有患者呈血管外慢性溶血表现：持续存在贫血、脾大、间接胆红素升高，可有胆结石等并发症。发生急性溶血的患者以男性多见，家系中男性患者症状明显严重。女性纯合子可表现为慢性溶血性贫血，女性杂合子中约有 10% 的人可发生急性溶血。

18 如何预防"蚕豆病"发作？

在接触诱发因素后数小时至数天内，患者会出现寒战、发热、头痛、呕吐、四肢、腰背疼痛及腹痛等症状，同时小便呈酱油样、浓茶样或葡萄酒样时，有可能是蚕豆病发作，建议立即前往医院就医。诱发因素不只蚕豆或者蚕豆制品，还包括许多药物和其他食物。

（1）不宜使用的药物包括：解热镇痛药，慎用对乙酰氨基酚、阿司匹林、安替比林、非那西丁等；抗菌药物，磺胺类（禁用磺胺甲噁唑、磺胺吡啶、柳氮磺吡啶等，慎用磺胺嘧啶、磺胺甲嘧啶），呋喃类禁用（如呋喃妥因、呋喃西林）；外用药，禁用红药水、紫药水和双氧水（过氧化氢）；中药材，禁用川莲、珍珠粉、金银花、蜡梅花、牛黄、茵栀黄、保婴丹，此外，慎用熊胆、薄荷等；其他药，禁用维生素 K_3、K_4、亚甲蓝，慎用维生素 C、维生素 K_1、马来酸氯苯那敏（扑尔敏）、氯霉素、链霉素、异烟肼等。

（2）禁止使用的日用品包括：樟脑、臭丸、冬青油、颜料、薄荷膏、跌打酒（含牛黄）、白花油、万金油等。除此之外，要小心杀虫剂喷雾，远离蚕豆花粉。

另外，感冒、劳累、应激状态也是诱发"蚕豆病"溶血发作的原因。

19 怎么知道新生儿黄疸是不是"蚕豆病"引起的？

在正规医院出生的宝宝，出生后都会进行足跟血筛查，其中就包括了 G-6-PD 缺乏症（蚕豆病）普查；筛查结果阳性的宝宝，建议前往医院进一步检查确诊；如果没有接到医院的通知，证明筛查过关了。

20 "蚕豆病"患者的意外收获有哪些？

"蚕豆病"患者虽然先天缺乏 G-6-PD，但是携带 G-6-PD G1388 突变的 G-6-PD 缺乏症患者先天具有抗疟疾能力；与普通人群相比，G-6-PD 缺乏症患者罹患心血管疾病（如急性心肌梗死、不稳定型心绞痛、脑血管病、视网膜静脉闭塞等）的发病率均显著降低。

21 "蚕豆病"父母生下"蚕豆病"宝宝的概率有多大？

如父亲 G-6-PD 缺乏，母亲正常（非杂合子），则男性胎儿正常，女性胎儿为杂合子。如父亲 G-6-PD 缺乏，母亲为杂合子，则男性胎儿半合子的概率为 1/2，正常的概率为 1/2；女性胎儿纯合子概率为 1/2，杂合子的概率为 1/2。如父亲 G-6-PD 缺乏，母亲为纯合子，子女肯定是"蚕豆病"。如父亲正常，母亲为杂合子，则男性胎儿半合子和女性胎儿杂合子概率均为 1/2。如父亲正常，母亲为纯合子，男性胎儿均为半合子，女性胎儿均为杂合子。

虽然"蚕豆病"为遗传性疾病，但属可预防临床症状发作的疾病，一般不需要对胎儿进行产前诊断。在疾病高发地区可开展 G-6-PD 缺乏症的产前酶活性筛查，为育龄人群提供 G-6-PD 缺乏症的宣传教育和遗传咨询，尤其是父母双方或一方为 G-6-PD 缺乏症患者或携带者，新生儿出生后应尽快行末梢血或脐血 G-6-PD 缺乏症的筛查或诊断性检测。随着大家对优生优育需求越来越高，有些 G-6-PD 缺乏症的父母不愿意承担将基因缺陷遗传给子女的风险，也可以去产科咨询遗传学专家，进行多学科会诊讨论，确定是否能够通过第三代试管婴儿技术达到优生优育的目的。

22 什么是先天性骨髓衰竭性疾病？

先天性骨髓衰竭性疾病是一组少见的遗传性异质性疾病，多以先天性躯体畸形、骨髓造血衰竭和易患肿瘤为主要特点。患者多于出生或幼年时发病，进行性出现一系或多系血细胞减少，可表现为单纯贫血、粒细胞缺乏、血小板减少或再生障碍性贫血；部分在起病或疾病进展中转变为骨髓增生异常综合征或急性髓系白血病。然而，这些疾病并不仅限于儿童，部分患者于成年发病，且1/3的患者无躯体畸形，临床上易与获得性骨髓造血衰竭（获得性再生障碍性贫血）及骨髓增生异常综合征/急性髓系白血病相混淆。正确诊断这些先天性骨髓造血衰竭疾病，对于制订合理的治疗策略至关重要。常见的先天性骨髓衰竭性疾病包括范科尼贫血、先天性角化不良、Shwachman-Diamond综合征、Diamond-Blackfan贫血（先天性纯红细胞再生障碍性贫血）、重度先天性中性粒细胞缺乏症（SCN）和先天性无巨核细胞血小板减少症（CAMT）。

23 什么是范科尼贫血？

范科尼贫血（FA）是最常见的遗传性骨髓衰竭性疾病，是染色体不稳定综合征的主要类型之一，在不同种族、不同地区发病率有所不同：在亚洲人群中发病率为1/160 000，男女发病比例约为1.2∶1。范科尼贫血主要为常染色体隐性遗传（除FANCB为X连锁遗传、RAD51为常染色体显性遗传外），目前已发现至少22个范科尼贫血基因突变。患者主要表现为先天性躯体发育异常、进行性血细胞减少和恶性肿瘤发生风险增高。常见躯体异常包括发育迟缓、皮肤色素沉着、肢体骨骼畸形、小头畸形、眼及泌尿生殖道畸形等。进行性骨髓衰竭导致的全血细胞减少，多发生于10岁前，常以血小板或白细胞减少起病。急性髓系白血病及实体肿瘤，尤其是头颈部、皮肤、胃肠道和泌尿道肿瘤在范科尼贫血患者中发生率增高。

诊断范科尼贫血除了看临床表现、完善骨髓穿刺检查，还需要做染色体断裂实验和彗星试验。若经环氧丁烷（DEB）和丝裂霉素C（MMC）处理的外周血淋巴细胞染色体断裂试验提示染色体断裂增加，可考虑诊断范科尼贫血，为范科尼贫血诊断金标准。染色体断裂试验对范科尼贫血诊断较敏感，基因诊断不能替代其诊断。彗星试验是检测DNA断裂最敏感的方法，可作为范科尼贫血诊断的辅助检查。进一步高通量二代测序基因检测有下列之一基因改变，可确诊：①具有已知可导致常染色体隐性遗传范科尼贫血的二十个基因之一的双等位致病突变；②RAD51杂合致病突变，引起常染色体显性遗传范科尼贫血；③FANCB半合子致病突变，引起X连锁遗传范科尼贫血。

范科尼贫血因其骨髓增生异常综合征、急性髓系白血病、恶性实体肿瘤的发生率比常人高出几百倍，所以一定要监测血常规，定期复查骨髓，定期检查有无口腔、头颈癌、消化道、肝脏及泌尿系肿瘤、生殖器肿瘤。当血红蛋白低于 80 克 / 升或血小板计数低于 30×10^9/ 升时，可用雄激素治疗；出现中性粒细胞缺乏并反复感染的患者，可用粒细胞集落刺激因子。建议范科尼贫血患者的同胞行 DEB/MMC 诱导的染色体断裂试验或分子遗传学检测。当范科尼贫血患者出现骨髓衰竭达到 SAA 标准或需要输血治疗时，可以考虑进行造血干细胞移植；供者首选已排除范科尼贫血基因携带的人类白细胞抗原（HLA）匹配的同胞。范科尼贫血患者实体瘤推荐首选手术切除治疗。

24 先天性纯红细胞再生障碍性贫血是否基本在 1 岁内发病？

是的。先天性纯红细胞再生障碍性贫血又称 Dimond-Blackman 贫血（DBA）（Dimond 和 Blackman 是最先详细报道该病的两位科学家）。Dimond-Blackman 贫血可能是继范科尼贫血后第二大常见的先天性骨髓衰竭性疾病。同其他先天性骨髓衰竭性疾病一样，该疾病也表现为先天畸形、骨髓衰竭和肿瘤倾向。Dimond-Blackman 贫血患者肿瘤发生率比较低，仅 1.9% 患者发生血液肿瘤和实体瘤，最常见的实体瘤是骨肉瘤。大多患者在新生儿期或婴儿期即有贫血表现。在确诊时，贫血通常都很严重且为大细胞性；大约 30% 的患儿存在先天躯体畸形——肢体畸形及颅面畸形最为常见。其他缺陷包括房间隔和室间隔缺损、泌尿生殖系统畸形及生长发育迟缓。10%～25% 的患者有该病家族史。一些患者存在核糖体蛋白基因 RPS19、RPS24、RPS17、RPS6、RPS10、RPS26、RPL5、RPL11 和 RPL35A 的杂合突变。应注意 Dimond-Blackman 贫血与儿童一过性红系造血不良相鉴别——后者是由细小病毒 B19 感染引起，具有自限性，于发病 5～10 周可恢复。

25 先天性纯红细胞再生障碍性贫血如何治疗？

　　Dimond-Blackman 贫血初始治疗为输注红细胞，但是长期输注红细胞会导致继发性血色素病。糖皮质激素是 Dimond-Blackman 贫血主要的治疗方法，约对 50% 的患者有效。对于激素无效的 Dimond-Blackman 贫血患者可选择进行异基因骨髓移植。

第十三章

肾性贫血

1 什么是肾性贫血？

肾性贫血是指各种肾脏疾病导致红细胞生成素（EPO）绝对或相对生成不足，以及尿毒症毒素影响红细胞生成及其寿命而发生的贫血。肾脏疾病合并的炎症反应、继发性甲状旁腺功能亢进等可加快肾性贫血程度的进展。肾脏疾病患者也可合并营养不良性贫血、溶血性贫血、出血性贫血、地中海贫血、再生障碍性贫血以及血液系统肿瘤等疾病导致的贫血。因此，贫血是肾脏疾病患者常见的临床表现，既是肾脏疾病重要的并发症，又是常见的合并疾病。贫血影响肾脏疾病患者的生活质量，增加肾脏疾病进展、终末期肾脏病、心血管事件及死亡的风险。

2 肾性贫血的发病率高吗？

高！有研究显示，非透析慢性肾脏疾病患者总体贫血患病率为28.5%～72%，并随着疾病进展而增加；透析的慢性肾脏疾病患者总体贫血患病率高达91.6%～98.2%。可见，透析患者基本上均存在肾性贫血。

红细胞在人体内扮演着"氧气运输员"的角色，源源不断地为我们身体各器官输送氧气，其重要性不言而喻。在贫血的状态下，人体处于一定程度的缺氧状态：贫血越重，缺氧也会越重；长期贫血对于神经系统、心血管系统、呼吸系统等重要器官和组织都是极其不利的。这意味着贫血患者将面临更多并发症所带来的风险，进一步影响其生活质量。更需注意的是，肾性贫血会加重肾功能恶化。

基于肾性贫血的高发病率以及它对肾功能恶化的影响，我们需要给予肾性贫血更多的重视。

3　为什么肾脏疾病容易出现贫血？

众所周知，肾脏是人体非常重要的器官。它能生成尿液，清除体内代谢产物及某些废物、毒物，同时经重吸收功能保留水分及其他有用物质，以调节水、电解质平衡及维护酸碱平衡。但是您可能不知道，肾脏还是人体重要的内分泌器官，是促红细胞生成素（EPO）的主要来源。EPO能够促进骨髓中红系的祖细胞增殖分裂，生成成熟的红细胞，并释放到外周血中，增加外周血中红细胞的数量。随着慢性肾脏疾病发展，肾脏内分泌功能不断下降，造成EPO合成减少，刺激骨髓造血的能力随之减弱，这就是肾性贫血发生的最重要原因。尤其是慢性肾病晚期，EPO绝对缺乏，贫血会进行性加重。肾性贫血的另一重要机制，是由铁缺乏引起的缺铁性贫血。这主要由于慢性肾脏病（CKD）患者因食欲下降、失血、慢性炎症等原因造成铁吸收利用不足、丢失过多或利用障碍——铁正是血红蛋白形成的必需原料之一。因此，肾性贫血的发生和肾脏的损害程度密切相关。肾性贫血的发病是有多重原因的，包括EPO分泌不足、缺铁、炎性反应、慢性失血等。

4 肾性贫血在哪个科室治疗？怎么治疗？

肾性贫血在慢性肾脏疾病过程中出现，属于肾脏疾病常见的并发症，绝大部分由肾内科医生进行诊断、评估、治疗、随访。肾内科医生在处理肾性贫血方面很专业，但是少部分肾脏疾病合并贫血的患者在治疗过程中疗效不好或者出现其他血液系统的异常，那可能合并了血液系统疾病，这时需要到血液科就诊。

因为肾性贫血具有多重发病原因，相应的药物治疗主要为红细胞生成刺激剂（ESA）、铁剂、低氧诱导因子脯氨酰羟化酶抑制剂（HIF-PHI）等；治疗方案和治疗时机根据肾性贫血患者的具体情况制订。患者需严格遵医嘱进行个体化治疗。

5 医生经常说的 EPO 到底是什么？

EPO 与红细胞的关系太密切了。EPO 的全称是"促红细胞生成素"。从名称便不难看出它是红细胞生成过程中必不可少的。人体内的 EPO 由肾脏分泌，所以肾功能不好的人容易贫血。人体内的 EPO 是可以通过抽血检测的，对于有些贫血的患者，医生能根据 EPO 的水平初步判断患者对重组人促红细胞生成素（rhEPO）治疗的效果。当然，EPO 检测需要在注射 rhEPO 前进行，并根据 EPO 的水平判断红细胞增多是原发的还是继发的。刚刚我们提到了 rhEPO，全称叫"重组人促红细胞生成素"，是人工合成的外源性 EPO，是一种针剂，通过皮下注射进入人体帮助红细胞生长，改善贫血，也就是医生和患者口中的"升红针"。但是 rhEPO 与内源性 EPO 并非一模一样——两者具有 40% 的相似的碳水化合物结构，仅多糖结构存在差异。体外与体内研究均显示，rhEPO 具有与内源性 EPO 相当的生物活性，且半衰期明显延长，为临床应用提供了便利。

6 贫血患者都能用重组人促红细胞生成素吗？

虽然 rhEPO 在许多种血液病中都使用，包括骨髓增生异常综合征、再生障碍性贫血、纯红细胞再生障碍性贫血、大颗粒淋巴细胞白血病相关贫血等，但通常情况下，医生很少对尚未诊断清楚的贫血患者使用 rhEPO。所以，明确的诊断是正规治疗的前提，是安全与疗效的保障。另外，rhEPO 可引起血压升高、促进某些肿瘤生长、增加恶性肿瘤患者血栓栓塞风险，所以对于肿瘤相关贫血也会在肿瘤进行治疗后必要时才会考虑使用 rhEPO。rhEPO 导致的血压高、血栓等不良反应与红细胞上升得过快和过高有关系，需要定期到门诊检测血常规，及时调整药物用量。

7 打了一周"升红针",没啥效果是怎么回事?

"升红针"rhEPO在大部分疾病中作为促造血辅助治疗,起效的快慢与治本治疗的效果密切相关。以骨髓增生异常综合征为例,rhEPO的治疗反应通常在12周以内,一般治疗6～8周时评估疗效,有效患者可持续使用。因此,rhEPO起效没有您想象得那么快,尤其有些同时在使用粒细胞集落刺激因子(俗称"升白针")的患者,看到"升白针"起效很快,认为"升红针"1周不起效就是没有效果。这个时候不要随意自行停用治疗,一定要和您的医生联系。当然,rhEPO的低反应性确实也是患者面临的问题:有些患者用了两三个月的"升红针"依然无效,这时候是停还是用就交给医生去判断吧。是不是本病进展?您认为的无效和医生认为的无效标准一样吗?等等。所以,"密切随访"很有必要!

8 罗沙司他也能治疗肾性贫血吗?

是的。罗沙司他是一种小分子化合物,可逆性抑制脯氨酰羟化酶(PHD)活性,模拟机体低氧环境,短暂并呈剂量依赖性诱导低氧诱导因子(HIF)稳定表达,从而促进HIF下游靶基因EPO的表达,诱导红细胞生成,改善肾性贫血。另外,罗沙司他还可通过促进机体促红细胞生成素受体的表达,降低铁调素水平，增加机体对铁的吸收、转运和利用，多靶点综合促进红细胞的生成。所以，该药是一种可以促进内源性 EPO 生成的药物。罗沙司他一周服用三次。之所以间歇性给药，是因为这样可以长期维持治疗效果，不会导致治疗敏感性降低。此外，饮食对罗沙司他无显著影响，可空腹服用或与食物同服。透析不对罗沙司他的清除率产生显著影响，因此，罗沙司他可在透析前或透析后用药。目前，罗沙司他主要用于肾性贫血患者。同时，由于它独特的作用机制，对于炎性贫血患者和促红细胞生成素低反应性的血液病患者，以及功能性缺铁的患者有一定的疗效。

第十四章

多发性骨髓瘤

1 "螃蟹病"有哪些症状？

这里提到的"螃蟹病"是指"多发性骨髓瘤"。为什么将"多发性骨髓瘤"称作"螃蟹病"呢？这是因为多发性骨髓瘤的临床表现有时非常隐匿并且复杂多样，且早期症状容易与一些老年常见病混淆，多发性骨髓瘤最常见的症状是高钙血症（C）、肾功能损害（R）、贫血（A）和骨病（B），英文首字母连起来是 CRAB，在英文中 CRAB 是螃蟹的意思，所以多发性骨髓瘤也被称为"螃蟹病"。

C——高钙血症：在新诊断的患者中发病率约 10%，临床常无明显症状，严重时可表现为恶心、呕吐、多尿、腹痛、心律失常，甚至嗜睡、昏迷等。

R——肾功能损害：以慢性肾功能不全常见，发病率约 20%。需要注意的是有些肾脏损害仅表现为蛋白尿或血尿，容易被诊断为肾炎；若不接受正确治疗，则会发生急慢性肾衰竭。

A——贫血：是多发性骨髓瘤的常见表现，发病率约 30%，临床多表现为疲劳、头晕、皮肤黏膜苍白、运动耐力下降等。

B——骨病：是多发性骨髓瘤最常见表现，发病率约 90%，主要表现为骨痛和病理性骨折。部位多为胸腰椎、胸骨、肋骨疼痛，但是容易误认为其他疾病，如腰椎间盘突出、骨质疏松、关节炎等。

除了上述的"螃蟹"症状，多发性骨髓瘤还可伴随其他症状，如反复感染、疲乏、视物模糊、紫癜、神经病变、心力衰竭、舌肥大、肝脾肿大等。

2 如何判断是不是多发性骨髓瘤？能治好吗？

多发性骨髓瘤是由于恶性浆细胞克隆性增殖而导致的血液系统恶性肿瘤，在很多国家是血液系统疾病中排在第二位的常见肿瘤，多发于老年人，目前还无法治愈。其常见的症状之一便是贫血。那么，如何判断患者是不是多发性骨髓瘤呢？血液科医生首先会通过一些简单无创的检查初步筛查是不是有多发性骨髓瘤的可能性，还会抽血化验血常规是否有贫血、肝肾功能是否有球蛋白升高或者肌酐升高、电解质有无高钙血症、尿常规有无尿蛋白，以及进一步检查血清蛋白电泳和免疫固定电泳。如果这两项电泳有问题，并且还合并其他检查的一项或者多项异常，那么患多发性骨髓瘤的可能性就非常大了。然后，会进一步完善骨髓穿刺等更加深入的检查。

虽然它是一种血液系统恶性肿瘤，但是随着对这种疾病的认识和检测手段的不断提高以及新药的不断问世，越来越多的患者在早期就及时被诊断以及救治，大大提高了该病的长期生存率，减少了严重并发症的发生。随着一些口服化疗药的广泛应用，一些多发性骨髓瘤患者已经实现慢病管理的居家治疗方式。更为重要的是，我国已将治疗骨髓瘤的大部分药物纳入医保，使得广大骨髓瘤患者的治疗费用大大降低。

❸ 多发性骨髓瘤易被误诊和漏诊？

是的。由于多发性骨髓瘤临床表现多样化，人们往往难以识别。大多数骨髓瘤患者初诊科室不在血液科：有的因骨痛而首诊于骨科，有的因肾损害、蛋白尿而去肾内科就诊，有的因乏力、活动后心慌气短就诊于心脏科，有的因反复肺部感染就诊于呼吸科，常造成多发性骨髓瘤的误诊、漏诊及延迟诊断，耽误了患者的治疗。

❹ 为什么会顽固地腰痛、莫名其妙地骨折，要及时去血液科就诊？

有些患者饱受腰、腿痛的折磨，长期奔波于骨科、理疗科、按摩院、针灸科，但疼痛不能得到有效的控制及彻底的缓解；还有一些患者，尤其是老年患者抬手拿高处的东西后觉得胸痛，或者弯腰捡东西起身时突然出现腰部疼痛，到医院拍片发现肋骨骨折或者腰椎压缩性骨折；另外还有一些患者没有风湿免疫方面的疾病但是常规查体发现球蛋白升高。如果您有上述情况一定要去血液内科进行检查，因为血液科有一种病叫多发性骨髓瘤。它是一种"会吃骨头"的血液系统恶性肿瘤。

为什么说它是"会吃骨头"的恶性肿瘤呢？多发性骨髓瘤患者的骨髓会产生一种异常浆细胞。它是一种肿瘤细胞，会分泌一些特殊的因子。这些因子能够造成骨质破坏，所以患者会有骨痛等一系列骨病的表现。一般最常发生骨质破坏的部位有3处。第一处是颅骨。做检查会发现颅骨有一个个的小圆洞，其实是骨头被溶解了。医学上把这种表现叫作"穿凿样""虫蚀样"改变。第二个容易发生骨质破坏的部位就是脊柱的椎体。多发性骨髓瘤患者的椎体骨质容易变得疏松。患者会因为骨质丢失严重，甚至椎体一半被溶解掉了，所以稍微用力就会发生骨折。因为脊柱周围都是神经，骨折后很容易造成压迫，影响患者上下肢的运动功能和大小便功能。第三处是肋骨。同椎体被破坏的道理一样，多发性骨髓瘤患者的肋骨也会变得很脆弱，在日常活动时，比如晾晒衣服，伸手够高处东西等便可出现自发性骨折。所以，在骨痛原因不明的情况下，尽量避免剧烈按摩、正骨等操作。

5 查体报告提示球蛋白升高怎么办？

球蛋白升高的原因有很多种，最常见的有自身免疫性疾病、肝病、炎症，浆细胞病和淋巴系统疾病引起的球蛋白升高只占其中一小部分。所以，遇到自己球蛋白升高不要过分紧张，很大概率是不存在浆细胞病和淋巴系统疾病的。但是仍然建议到医院就诊，完善血清蛋白电泳及免疫固定电泳：如果均为阴性，表明不存在单克隆免疫球蛋白，那么球蛋白的升高并不是由于单克隆免疫球蛋白导致的。天津医科大学血液内科自2017年5月始开展单克隆免疫球蛋白预警，内容包括对球蛋白大于 40 克/升和血清蛋白电泳出现 M 蛋白带的患者进行异常提示，建议患者至血液科进一步明确诊治。

6 什么是 M 蛋白？

M 蛋白是单克隆免疫球蛋白的简称。M 是单克隆的英文 monoclonal 的简称。免疫系统具有免疫监视、防御、调控的作用，主要由免疫器官、免疫细胞，以及免疫活性物质组成。其中，免疫球蛋白为重要的免疫活性物质，由 B 淋巴细胞和浆细胞分泌，多属于丙种球蛋白，由两条相同的轻链和两条相同的重链组成：轻链包括 LAM、KAP 两种，重链分为 IgG、IgM、IgE、IgA、IgD 五种，正常情况下为多克隆。只有多克隆的免疫球蛋白才能识别多种多样的病原微生物及外来物质，保护机体免受细菌、病毒等的危害。

然而，当 B 淋巴细胞或浆细胞发生单克隆恶性增殖时，将会分泌出大量的异常单克隆免疫球蛋白，即 M 蛋白。M 蛋白的本质是一种免疫球蛋白或免疫球蛋白片段。血清电泳时，大量的异常单克隆免疫球蛋白在 $\alpha 2\text{-}\gamma$ 区形成浓密区带，从扫描图中可见窄而高的蛋白峰，被称为 M 蛋白带。M 蛋白不具有抵御细菌病毒的功能。

7 球蛋白与 M 蛋白有什么关系？

球蛋白是包括在肝功能检查里的一项指标。肝功能也是正常人体检的常规检查项目。免疫球蛋白属于球蛋白的一类，也称丙种球蛋白，因为在血清蛋白电泳图中，免疫球蛋白出现在 γ 球蛋白区域内；M 蛋白属于异常的免疫球蛋白。所以，球蛋白是正常人体存在的，只是球蛋白数值过高或者过低都是不正常的，需要进一步就诊。正常人一般是不会出现 M 蛋白的。

8 出现 M 蛋白意味着什么？

M 蛋白的出现与血液系统肿瘤发生、发展关系十分密切。M 蛋白的出现高度提示患者存在多发性骨髓瘤、意义未明单克隆免疫球蛋白血症（MCUS）、巨球蛋白血症、淋巴瘤、慢性淋巴细胞白血病等血液系统恶性疾病。尤其是在多发性骨髓瘤及淋巴瘤的患者中更易出现；但是 M 蛋白也可见于少部分感染以及自身免疫性疾病的患者。

9 M 蛋白那么重要，哪个检查能查出有没有 M 蛋白？

血清蛋白电泳联合免疫固定电泳便可以查出血液中有无单克隆免疫球蛋白以及是哪个类型的 M 蛋白。

10. 多发性骨髓瘤球蛋白一定升高吗？

不一定。一部分多发性骨髓瘤（MM）患者产生的异常 M 蛋白主要经过肾脏排泄，主要存在于尿液中，血液中的球蛋白往往正常甚至偏低。另外，还有极少部分患者为不分泌型多发性骨髓瘤，他们的球蛋白也不高。

11. 意义未明单克隆免疫球蛋白血症是不是意味着诊断还不清楚？

意义未明单克隆免疫球蛋白血症是诊断明确的疾病。它是一种较为特殊的疾病状态，患者血中存在单克隆免疫球蛋白，但暂无多发性骨髓瘤、淋巴瘤等相关疾病证据。大约 10% 的 MCUS 患者可向多发性骨髓瘤、华氏巨球蛋白血症、轻链淀粉样变性等恶性疾病进展。

M 蛋白是发现、评价 MCUS 的重要动态指标。有研究显示，M 蛋白水平为 0.5 克/分升、1.5 克/分升、2 克/分升、2.5 克/分升在 20 年后进展为多发性骨髓瘤的风险分别是 14%、25%、41%、49%。随访第一年内 M 蛋白进行性升高往往预示疾病转化进展。同时还发现，在 MCUS 患者中，M 蛋白 < 0.5 克/分升组与 0.5～3.0 克/分升组，在中位生存时间上存在明显差异。以上数据再次有力地证实了 M 蛋白预警在淋巴、浆细胞恶性疾病诊断治疗中的重要地位。此外，MGUS 患者需要定期到血液内科随访。

12 没有任何不舒服，查体发现球蛋白升高而诊断多发性骨髓瘤，是不是可以先不治疗？

不可以！只要诊断症状为多发性骨髓瘤，是必须开始治疗的。早诊断、早治疗对任何恶性疾病均为有利因素。这意味着肿瘤负荷相对较低、脏器功能还未受到明显影响，可以很好地耐受治疗，预后更好！

13 多发性骨髓瘤能治好吗？

多发性骨髓瘤作为一种血液恶性肿瘤，目前仍是不可治愈的并终将面临复发的结局。但是，随着创新药物和疗法的不断涌现，多发性骨髓瘤患者的治疗目前已经取得了显著进展，患者的预后不断改善，多数患者中位生存期已达到6～7年，少部分甚至可达10余年，生活质量也得到明显提高。这预示着多发性骨髓瘤已经进入慢病化全程管理时代。经过规范治疗和随访监测，该疾病有望成为像高血压、糖尿病一样可以长期控制的疾病。

14 治疗多发性骨髓瘤，为什么说综合医院优势多？

多发性骨髓瘤因起病症状多种多样，所以很多多发性骨髓瘤患者的首诊科室并不是血液科，另外，多发性骨髓瘤的患者在起病之初常伴发其他器官的损害，比如，合并肾衰竭需要透析的患者，不仅需要血液科治疗本病，还需要肾内科进行透析治疗。此外，多发性骨髓瘤患者通常为老年人，合并症多，常合并高血压、糖尿病，治疗过程中肺感染也是常见的并发症。综合医院的血液内科医生在成为一名血液专科医生前经过了若干年的大内科轮转，具有扎实的内科功底，处理内科常见疾病更加熟练；即便遇到棘手情况，也可以邀请相关科室专家进行多学科联合会诊，联合为患者制订最佳方案。

15 什么是 CAR-T 免疫治疗？

CAR-T 免疫治疗是嵌合抗原受体 T 细胞免疫治疗的英文简称。在我们人体中，负责清除对人体有害的病毒或者衰老细胞的系统称为免疫系统。T 细胞是人体免疫系统的主力军，负责攻击清除肿瘤细胞，维护人体健康。但是，肿瘤细胞会通过不断变异获得一层伪装，让 T 细胞误认为它是正常细胞，导致肿瘤细胞不断繁殖扩散。如果能让 T 细胞练就火眼金睛，识破肿瘤细胞的伪装，就可以重新识别癌细胞并将其清除。CAR-T 免疫治疗就是改变人体的 T 细胞，让人体的 T 细胞可以去识别癌细胞，从而杀死癌细胞。

16 CAR-T 免疫治疗的原理是什么？

CAR-T 免疫治疗的原理要从癌细胞的突变说起。癌细胞因为要突破程序化死亡这个关卡，会有很多次的突变，其中比较关键的突变会引起癌细胞表面有新的蛋白质、多糖或多肽的形成，而这些蛋白质、多糖、多肽正常细胞是没有的。所以，只要让 T 细胞能够把所有含有这些蛋白质、多糖、多肽的物质的细胞全部杀死就杀死了所有的癌细胞。所以，CAR-T 细胞疗法是指通过基因修饰技术，将带有特异性抗原识别结构域及 T 细胞激活信号的遗传物质转入 T 细胞，使 T 细胞直接与肿瘤细胞表面的特异性抗原结合而被激活、增殖，从而发挥靶向杀伤肿瘤细胞的作用，见下图。

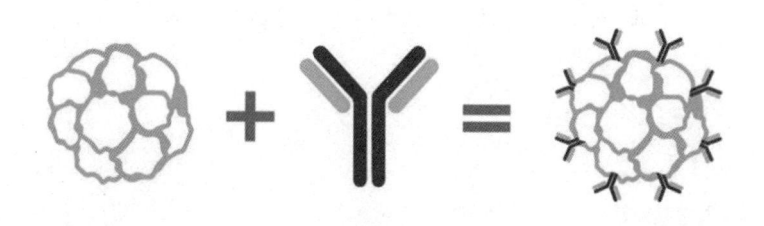

T细胞
免疫系统中的关键"战士"

CAR
将特异性受体添加至T细胞

CAR-T细胞
加入CAR有助于T细胞发现和对抗特定细胞

17 CAR-T 免疫治疗流程是什么？

CAR-T 免疫治疗是用患者本身的血液中的 T 细胞来进行基因改变的。CAR-T 免疫治疗的基本流程如下。

（1）对患者癌细胞进行基因检测，看癌细胞表面的蛋白质、多肽、多糖是由哪一个基因引起的。

（2）采集患者血液。

（3）从患者血液中提取免疫 T 细胞。

（4）更改免疫 T 细胞的基因。

（5）让更改好的免疫 T 细胞在实验室里面繁殖至一定数量。

（6）把实验室的免疫 T 细胞重新打回患者体内。

（7）免疫 T 细胞开始在全身寻找并攻击癌细胞。

第十五章

输 血

1 你了解成分输血吗？

自1817年英国妇产科医生布伦德尔第一次用人血输给大出血产妇抢救成功，输血已成为临床的重要治疗手段。传统的输血方法是不管患者需要什么血液成分都输注全血。实际上，全血中除红细胞外，还包括白细胞、血小板、凝血因子和白蛋白等成分。因为其余成分不仅数量少，而且活性低，输注全血很难达到预期目标，所以，目前临床上成分输血已基本上取代全血输注。成分输血治疗就是用物理方法分离全血，制成各种有效成分较浓和较纯的制品供临床不同的患者使用。如一份全血可分别制成红细胞、血小板、血浆；血浆蛋白可制成白蛋白、各种免疫球蛋白、凝血因子等，有不同用途，可供不同患者使用。一血多用既节省稀缺的血液资源，又减轻社会与个人经济负担，还对献血者和患者的健康有利。

2 你了解红细胞成分输血吗？

临床上常用的红细胞成分输血包括：悬浮红细胞、少白细胞的红细胞及洗涤红细胞。每单位红细胞由200毫升全血制成，约提高成年人血红蛋白5克/升。悬浮红细胞即浓缩红细胞加红细胞保养液（每单位红细胞悬液体积约为180毫升），具有补充红细胞和扩充血容量的双重功能，引起不良反应的风险少。少白细胞的红细胞指用过滤法去除白细胞，使

得残留白细胞低于 2.5×10^6/ 单位，适用于反复发生发热性非溶血性输血反应的患者；对于可能接受器官移植者，需长期输血患者，少白细胞的红细胞能预防 HLA 同种免疫抗体产生，可以防止输血传播巨细胞病毒（CMV），但是不能预防移植物抗宿主病（GVHD）。洗涤红细胞是将浓缩红细胞用生理盐水洗涤 3～6 次，使其中的白细胞、血小板及血浆蛋白含量明显减少：其血浆去除率＞99%、白细胞去除率＞80%，红细胞回收率＞70%。洗涤红细胞去除了大部分不必要成分，可明显减少输血反应。洗涤红细胞最常用于因输血而发生严重过敏反应的患者，例如，有特异性抗 IgA、LgE 抗体的患者。这些患者即使接触少量血浆，也会导致严重过敏反应，甚至死亡。

3 你了解血小板成分输血吗？

1911 年，Duke 首先应用血小板输注治疗血小板减少伴出血的患者，取得了较好的止血效果。20 世纪 50 年代，开始陆续有血小板输注的报道。至 20 世纪 60 年代，应用塑料袋收集血液后才被逐渐推广应用。血小板输注分浓缩血小板和机器单采血小板两种。浓缩血小板（也叫手分血小板）是指用离心法从每袋全血中分离出血小板，每 200 毫升全血制备的浓缩血小板为 1 单位，含血小板 2.0×10^{10} 个；1 个治疗量为 12 单位。机器单采血小板是用血细胞分离机一次从一个献血者采集的血小板，每袋数量 $\geq 2.5 \times 10^{11}$；1 袋即为 1 个治疗量。

4 为什么有的患者血小板输注无效？

由于反复输注血小板，有 30%～70% 的患者可发生血小板输注无效。血小板输注无效的原因可分为非免疫性与同种免疫性两类。前者是由于败血症、弥散性血管内凝血、肝静脉闭塞病、心肺旁路、脾大及药物等；后者常由于同种抗体的存在。由于免疫性血小板减少性紫癜、大量输血、妊娠、过去输血及反复输注血小板等，反复多次血小板输注的患者体内产生了抗 HLA-1 类（A、B、C）抗体或血小板特异性抗体。其中，80% 与 HLA 抗体有关，20% 与血小板特异性抗体有关。同种异体免疫抗体与血小板相互作用，使受者的血小板抗体与供者的血小板发生反应，抗原抗体复合物吸附在血小板表面，引起血小板破坏。

采用单采血小板输注可明显降低输注无效性的出现概率。如为 HLA 同种免疫，则可输注与 HLA 匹配的血小板，即配型血小板；如为血小板特异抗体，则可做血小板交叉配合，输注匹配的血小板；如为非免疫性可处理原因，如败血症、弥散性血管内凝血（DIC）等治疗，则增加血小板输注的剂量与次数等。

5 你了解输血的风险吗？

一些患者家属，尤其是老年患者的家属，认为药物都是有不良反应的，而且患者年纪大了，承受不了这些不良反应，要求多给输点血，认为输血最安全，而且见效快。真的是这样吗？那我们来看看常见的输血不良反应都有哪些。

最常见的是发热反应和过敏反应，其次是与输血相关的急性肺损伤、输血后紫癜、血小板输注无效、循环负荷过重、输血相关移植物抗宿主病、肺微血管栓塞、溶血性输血反应、细菌污染性输血反应等。这些都属于输血不良反应。另外，血液采自供血者——虽采用多种技术筛选，但是仍不能完全免除输血传播疾病。

多数血液病患者治疗过程中会面临需要输血的情况，血液科医生会结合患者病情严格掌握输血指征，让每位患者在最需要的时刻输上血，并能减少输血不良反应。

参考文献

[1] 吴雷.造血干细胞移植后早期感染的预防及护理[J].中国继续医学教育，2022，13（7）：194-198.

[2] 梁娜，雷鑫，王晓静，等.造血干细胞移植患者的饮食护理[J].健康之路，2018，17（3）：166-167.

[3] 卢丹，胡艳.移植围术期饮食指导配合健康宣教在造血干细胞移植护理中的应用[J].长春中医药大学学报，2021，37（4）：868-870.

[4] 洪小红.马法兰在自体外周造血干细胞移植预处理中的护理体会[J].当代护士，2021，28（23）：174-175.

[5] 刘亚琴，阳洁，邹礼衡.自体外周造血干细胞移植的护理[J].当代护士，2007（3）：24-25.

[6] 中华医学会血液学分会红细胞疾病（贫血）学组.再生障碍性贫血诊断与治疗中国专家共识（2017年版）[J].中华血液学杂志，2017，38（1）：1-5.

[7] 杨文睿，韩冰，常红，等.艾曲泊帕治疗再生障碍性贫血的疗效与安全性：中国多中心调查结果[J].中华血液学杂志，2020，41（11）：890-895.

[8] 齐薇薇，付蓉.老年再生障碍性贫血诊治进展[J].

中华血液学杂志，2020，41（1）：80-83.

［9］中华医学会血液学分会红细胞疾病（贫血）学组.静脉铁剂应用中国专家共识（2019年版）［J］.中华血液学杂志，2019，40（5）：358-362.

［10］中华医学会血液学分会红细胞疾病（贫血）学组.铁缺乏症和缺铁性贫血诊治和预防的多学科专家共识（2022年版）［J］.中华医学杂志，2022，102（41）：3246-3256.

［11］中国营养学会女性营养膳食健康白皮书工作组.2021中国白领女性健康膳食白皮书，2021.

［12］中华医学会围产医学分会.妊娠期铁缺乏和缺铁性贫血诊治指南［J］.中华围产医学杂志，2014，17（7）：451-454.

［13］中华医学会血液学分会红细胞疾病（贫血）学组.红细胞寿命测定在血液系统疾病中的临床应用中国专家共识［J］.中华医学杂志，2019，99（30）：2321-2324.

［14］罗梅宏，崔乐乐，孙伟正，等.老龄缺铁性贫血高危人群社区中医药防治专家共识［J］.现代中医临床，2021，28（4）：29-35.

［15］中华医学会外科学分会，中华外科杂志编辑委员会.普通外科围手术期缺铁性贫血管理多学科专家共识［J］.中华外科杂志，2020，58（4）：252-256.

［16］中国营养学会"缺铁性贫血营养防治专家共识"工作组.缺铁性贫血营养防治专家共识［J］.营养学报，2019，

41（5）：417-426.

［17］中国生物工程学会细胞分析专业委员会，中国免疫学会血液免疫分会临床流式细胞术学组，中华医学会血液学分会红细胞学组.阵发性睡眠性血红蛋白尿症流式细胞术检测中国专家共识（2021年版）[J].中华血液学杂志，2021，42（4）：281-287.

［18］中华医学会血液学分会红细胞学组.重组人促红细胞生成素治疗骨髓衰竭性疾病贫血专家共识[J].中华医学杂志，2018，98（42）：3396-3400.

［19］齐薇薇，邵宗鸿.《妊娠期铁缺乏和缺铁性贫血诊治指南》解读[J].中国实用内科杂志，2015，35（2）：136-138.

［20］邵宗鸿，付蓉.免疫相关性血细胞减少症———一种新认知的疾病（上）[J].中国医刊，2005，40（1）：5-8.

［21］邵宗鸿，付蓉.免疫相关性血细胞减少症———一种新认知的疾病（下）[J].中国医刊，2005，40（2）：6-9.

［22］中华医学会血液学分会红细胞疾病（贫血）学组.阵发性睡眠性血红蛋白尿症诊断与治疗中国专家共识[J].中华血液学杂志，2013，34（3）：276-279.

［23］中华医学会血液学分会.骨髓增生异常综合征中国诊断与治疗指南（2019年版）[J].中华血液学杂志，2019，40（2）：89-97.

［24］中华医学会血液学分会红细胞疾病（贫血）学组.获得性纯红细胞再生障碍诊断与治疗中国专家共识（2020

年版）[J].中华血液学杂志，2020，41（3）：177-184.

[25]兰晓雁.别让"夕阳红"抹上贫血阴影.食品与健康，2022（3）：48-49.

[26]中华医学会围产医学分会，中华医学会妇产科学分会产科学组.地中海贫血妊娠期管理专家共识[J].中华围产医学杂志，2020，23（9）：577-584.

[27]陆光生，景晔，孔方方，等.恶性肿瘤患者贫血流行病学调查研究[C]//天津市医学会检验分会.2011年天津市检验医学学术年会，2012：1-6.

[28]中华医学会血液学分会红细胞疾病（贫血）学组.范科尼贫血诊断与治疗中国专家共识（2022年版）[J].中华医学杂志，2023，103（4）：235-241.

[29]潘梦娇，李梦婷，张留平，等.互联网+微信群健康教育在老年透析病人贫血管理中的应用[J].实用老年医学，2022，(4)：036.

[30]黄翊彬.健康中国2030规划纲要[J].中华眼科杂志，2018，54（1）：12.

[31] National Comprehensive Cancer Network. Myelodysplastic Syndromes（Version 1.2024）.NCCN clinical practice guidelines in oncology［S/OL］.（2024-02-12）.

[32]中华人民共和国卫生部.中国居民营养与健康现状[J].中国保健营养，2004，000（11）：8-11.

[33]吴华新，陈劲松.老年人贫血110例临床分析[J].四川医学，2001，22（8）：2.

[34]李宝玲，朱宏丽，王统民，等.老年人贫血状况及病因分析[J].中华老年多器官疾病杂志，2019，18（3）：185-188.

[35]中国研究型医院学会肾脏病学专业委员会.罗沙司他治疗肾性贫血中国专家共识[J].中华医学杂志，2022，102（24）：1802-1810.

[36]中华预防医学会出生缺陷预防与控制专业委员会新生儿筛查学组，中国医师协会医学遗传医师分会临床生化遗传专业委员会，中国医师协会青春期医学专业委员会临床遗传学组.葡萄糖-6-磷酸脱氢酶缺乏症新生儿筛查、诊断和治疗专家共识[J].中华儿科杂志，2017，55（6）：411-414.

[37]中国医师协会肾脏内科医师分会肾性贫血指南工作组.中国肾性贫血诊治临床实践指南[J].中华医学杂志，2021，101（20）：1463-1502.

[38]中华医学会血液学分会，中国医师协会血液科医师分会.铁过载诊断与治疗的中国专家共识[J].中华血液学杂志，2011，32（8）：3.

[39]王亮，严亚琼，刘素，等.武汉市老年人贫血患病率变化趋势及影响因素分析[J].中国社会医学杂志，2022，39（2）：39.

[40]付蓉，李丽燕.阵发性睡眠性血红蛋白尿症诊断及治疗专家共识解读[J].中华医学杂志，2013，93（20）：3.

[41]PNH病友之家，北京新阳光慈善基金会，大连医科

大学公共卫生学院，天津医科大学总医院．中国阵发性睡眠性血红蛋白尿症患者生存状况白皮书，2023．

［42］中华医学会血液学分会红细胞疾病（贫血）学组．中国成人自身免疫性溶血性贫血诊疗指南（2023年版）［J］．中华血液学杂志，2023，44（1）：12-17．

［43］中华医学会血液学分会红细胞疾病（贫血）学组．中国输血依赖型β地中海贫血诊断与治疗指南（2022年版）［J］．中华血液学杂志，2022，43（11）：889-896．

［44］［美］Kenneth Kaushansky，Marshall A.Lichtman，Josef T.Prchal，et al．威廉姆斯血液学［M］（第9版）．陈竺，陈赛娟，译．北京：人民卫生出版社，2018．

［45］张之南，郝玉书，赵永强，等．血液病学［M］（第2版）．北京：人民卫生出版社，2011．

［46］王兴．病人家属，请来一下［M］．上海：上海译文出版社，2021．

［47］张晓辉．肿瘤科普百科丛书-白血病［M］．北京：人民卫生出版社，2023．